ボランティアへのまなざし

――病院ボランティア組織の展開可能性――

竹中　健著

晃洋書房

まえがき

悲しいことにボランティアという言葉ほど、手垢にまみれた言葉はない。ボランティアにかかわる人のなかには、自分たちの活動が「ボランティア」という言葉で呼ばれることを嫌がる人も多い。また、ある活動や組織がボランティアによって担われることを、あまり快く思わない関係者もいる。善意に基づき無償で他の人のために行動するにもかかわらず、表面的な人々の評価はともかくとして、真に現代の日本社会にボランティア行為が根付いているとはいえない。カナダではＮＰＯおよびボランティア組織が雇用する割合は、全労働者人口の一二％にもおよぶ。カナダのＮＰＯおよびボランティア組織では、二〇〇万人のフルタイムワーカーが働いている。そのうち三分の二は賃金をもらう労働者であり、残りがボランティアとして働いている（National Survey of Giving, Volunteering and Participating 2000）。

日本においてボランティア行為が十分に普及し定着していない理由は何か？　一部の研究者は、これまでボランティア行為者をめぐる権力関係のなかにその理由を見出してきた。国家・行政は、「ボランティア」というきらびやかで、誰もがすぐには否定できない用語を利用しながら、新聞やテレビをはじめとするマス・メディアを巧みに操りつつ、無償の労働を担う人材を掻き集めてきた。本来であれば、適正な賃金が支払われるべき労働に対しても、それがボランティアであるという位置づけが国家や行政、そして時には企業によって与えられることによって、その活動や評価に様々な歪みと弊害をもたらしてきた。そして結果的にその活動自体が経済行為の周辺へと追いやられたままになってきたことは、ボランティア行為を通じてサービスを受けようとする側にとっても、またボランティアを率先して行おうとする人々の側にとっても、問題である。カナダにおけるＮＰＯ・ボランティア組織では、活動する人々の三分の二は賃金が適正に支払われているということからも、そこでは市場原理とボランティアの原理とが巧みにリンクしている状況がみてとれる。あるいは国家・地方による社会福祉行政は、カナダにおいてはＮＰＯ・ボランティア組織に十分に税金を投入している状況が日本とは大きく異なる点でもある。

ボランティアVolunteerという語は、そもそも「自発性」、「自発的であること」を意味する用語である。実はそこに実態と理念の間に横たわる大きな矛盾が存在している。自発的な行為と、そうではない行為、つまり強要された行為であるとか、他者によって誘導された行為があるとするならば、本来ボランティアとは理念としては前者を指す概念である。しかしながら、人々の真に自発的な行為の多くは、「ボランティア」という用語によっては呼ばれていない。結婚であるとか、出産、介護、進学そして職業選択のプロセスなど、個人の自発的な行為選択の結果が個人の私的領域に留まる限り、それらの行為はボランティアと呼ばれることはない。自発的行為選択の結果が、「社会のため」、「他の人々の役に立つ」ものであり、その行為への見返りとして賃金が支払われない場合にボランティアという用語があてがわれる。さらに、そうした無償の社会への奉仕活動であっても、すでに実行されている様々な行為についてはあえてボランティアという言葉で呼ばれることはない。多忙なサラリーマンの規定時間数を超えた会社での残業であるとか、町内会での活動やＰＴＡの活動、地域社会における近隣の相互扶助行為は、自らが所属する社会集団や他者のための献身的な無償労働であっても、通常ボランティアとは表現されない。研究者が自分の所属する学会で報告したり他の人が発表するのをコメントしたりする行為は、それに賃金が支払われるわけではないが、ボランティアと呼ばれることはない。社会（人々）の差し迫った必要性があり、それが国家・行政や市場原理によっては埋めることができ得ない状況が存在しており、それを満たすために国家・行政または企業が国民に対して、そこで働くことを呼びかける時、その対象となる行為や活動を「ボランティア」というのである。つまり、真に自発的な行為の多くはボランティアと呼ばれることはない一方で、誘導または動員された行為、すなわち必ずしも自発的とはいえない行為の多くが、それが自発的であることを意味する「ボランティア」という用語で指し示されているのである。本来は社会または他者によって誘導された行為でありながら、それが行為者自身の選択に基づいた自発的な行為であることをカムフラージュする魔法の言葉ともいえる。

人は、与えられた情報に基づいて行為を選択する。人は、自分の人生を「どのように生きるのか」、自分の人生において「何を求めるか」、他者と「どのようにかかわりながら生きていくのか」ということまで、私個人の思考や感性のなかで「主体的に」そして「自発的に」選び取り、生きていると信じている。しかしながら、人がアクセスすることができる社会情報そのものは、非常に限定的であるという「もうひとつの事実」にも、我々はもっと自覚的でなければならない。

東日本大震災の直後に福島を中心に広がった放射能の除染にも、数多くのボランティアが投入された。彼らかの女らは、自らの放射能の除染作業というボランティア行為を「自らの手で選び取る」際、はたしてどれだけ放射能に対する知識が与えられていたであろうか？　そしてそもそも、これらの行為者は、なぜこうした危険な行為を率先して引き受けたのであろうか？　国家や地方自治体が責任を持って、必要十分な資金を投入した上で、世界水準の科学技術の適正な知識と技術に基づき、自衛隊などにより効果が確実に有効になるよう、かつ除染に携わる人々やその後そこで生活をする人々にとって十分に安全性が確保できるような手段と方法によって、適正に処理されるべきものである。それが、全く危険性の知らされていないボランティアが、自治体ごとの様々な不確定かつ暫定的な基準により、効果も不確定な手法により、たまたまかき集められたボランティア行為者の生命とその後の生活を担保とした犠牲的な行為と引き換えに除染作業は行われていったのである。

本書は、こうしたボランティア行為をめぐる現実の矛盾と、行為者の本来の神聖な働きかけとを、どのように結びつけて捉えていくべきなのかを、考察していく。日本におけるボランティア動員の実態をまず理解し、その上でそれに対する建設的かつ実証的な立場からの将来展望を予測する。一九九〇年代後半に国家・行政によって集中的に行われた病院へのボランティア動員のおよそ十年間にわたる定着過程を事例として取り上げ、考察を加えていく。

目次

序章

ボランティアのパラドクス

社会福祉の担い手は誰か。そしてどのように担われていくのか。公的部門が負う責任の範囲と大きさはけっして縮小されるべきではない。その一方で、公的部門による福祉の担当能力には限界があるという事実にも直面している。公的部門がカバーできなくなりつつある様々な福祉領域において、民間部門や市民による取り組みが一部顕在化しつつある。多くの人が、民間企業やNPO法人、ボランティアなどによって、各種のサービスが新たに提供されていくその仕組みのありかたに期待を寄せ、公的部門に代替する機能を担わせることを考え始めた。はたして、市場原理のなかで動く企業や善意や余力に基づく市民によるボランタリーな活動が、真に差し迫った状況のなかでサービスを必要としている人々に対してどこまで十分な福祉を提供できるのか。

本書は、公的セクター、民間セクターに対応する第三のセクターとして捉えられる市民によるボランタリー・セクターが展開していくプロセスを把握することにより、その存在意義と可能性を実証的な見地から見極めようとするものである。

はたして、ボランティア行為を我々はどのように評価するべきであろうか。理念と実態は切り離して把握する必要がある。様々なボランティア行為の一部は、動員の結果として現象を評価したほうが説明はつく。その一方で、これまで動員後の定着過程をみた研究は、あまりみられない。これまでのボランティアに関連する理論研究は、次のような乖離・分散化の経緯をたどったと総括できる。

①公的部門、市場部門に対抗する第三のアクターとしての位置づけ［運動の担い手］
②公的部門に支配・コントロールされる受動的存在［動員の結果］
③労働力やサービスを必要としている現場からのプラクティカルな議論［実践上の議論］

理論研究と実証研究は、もう一度橋渡しされる必要がある。ボランティアへの動員をあらわす事例を列挙するならば、次のようなものがあげられる。

・高校生ボランティア（文部科学省主導の教師を媒介とした生徒への行為の強制）
・大学生ボランティア（単位取得や資格取得の条件）
・町内会呼びかけのゴミ拾いや花火大会のボランティア（戦時動員の名残＝近隣との絆を維持するための条件）
・社会福祉協議会が呼びかける各種ボランティア（適正な補助金の支出をともなわない無償労働にもこたえる人材の掘り起こし）

中野敏男（二〇〇一）は、現在日本のボランティア行為の多くは行政による動員であるとみなしている。もっとも極端な動員の形としては、義勇兵・従軍慰安婦・臓器提供者・治験協力者などが考えられる。これらは貧困や失業等やむにやまれず、自らすすんでおこなう行為ともいえる。生命（義勇兵）・性（従軍慰安婦）・身体の一部（臓器）・リスク（治験）を何らかの見返りと交換する行為またはその状況を指している。

本書においてとりあげる病院ボランティアのボランティア全体のなかでの位置づけは、以下のとおりである。

①継続的に反復されかつ個人ではなく集合行為として一定期間維持される現象
②とくに医療・福祉分野において行政主導で誘導・導入された組織

ここでボランティア概念が内包するパラドクスに着目する。必ずしも自由意志とはいえない行為選択（やむにやまれない状況で結果的に選択された行為）、かつ自発的ではない行為（他者からの働きかけに応答した行為＝動員）に対して、「自由意志」「自発的」という意味をあらわす「ボランティア」という用語を当てていることは、ネーミングのプロセスそれ自体に解釈を加えるべき実態・関係性があるといえる。動員されて初めて「ボランティア」という名称が国家（内閣府）または地方自治体（社会福祉協議会）によって付与される。ボランティアとは、そもそも傭兵として戦争に自発的かつ積極的に参加し、組織・集団へと動員される人々を指していた用語でもある。実際に「ボランティア」という用語をｇｏｏｇｌｅ上で検索すると、検索ヒット数上位二〇〇のうちかなりの割合で各地方自治体の社会福祉協議会が立ち上げているＨＰや、人材を募集する各種様々な市民活動団体、ＮＰＯ・ＮＧＯ団体、

ＮＨＫなど公共性の強い団体や組織によるＨＰがヒットする（二〇一三年一月現在）。一見対等ではない不利な契約関係（無報酬または高リスク）ではあっても、それは不利な側の行為者自身の同意・了承を得ていることをあらわす用語がボランティアである。

ここで注視すべきは、「ボランティア」という用語を付与する側と付与される側の関係性の問題である。断酒会のようなセルフ・ヘルプ・グループ（自助組織）は、当事者性の強い組織であるために、たとえそれが「自由意志」「自発的」に組織されていたとしても、「ボランティア」という名称が与えられることはない。サービスを与えようとする側と受け取る側が重なりあっているからである。

その一方で行政が、各種サービスを与えようとするボランティア行為者の労働力をあてにして、ボランティア側とそのサービスを受け取ろうとする住民の側を、何らかの理由により戦略的・意図的に結び付けようとするとき、言いかたを換えるなら前者を後者のために社会の仕組みとして誘導しようとするとき、その行為や人材に対して、これまで「ボランティア」という名称を巧みに用いて表現してきたのである。

ボランティアという用語を付与する側と付与される側の関係性は、支配―被支配の関係であるのか。それとも支配―被支配の関係ではないのか。仮に上位―下位または優位―劣位の関係性が存在するとするならば、その関係性は、ボランティア行為者による行為の持続とボランティア組織の展開のありかたによっては、変更されていく可能性があるのか。それとも固定したままなのか。

ボランティアの社会運動的側面をどう評価するかは、じつは前記に示したパラドクスのなかにこそ、解き明かす鍵がある。病院ボランティアにおいては、動員後に表出する国家・地方行政と病院の対立関係、病院とボランティア組織の対立関係にこそ、我々が着目すべき意味が備わっている。

本書が解き明かそうと試みるのは、国家・行政によって医療・福祉分野へ誘導されたボランティア組織が、どのように定着している／していないのかという事実関係である。そしてその定着の有無にかかわる原因を特定することである。国家・行政およびボランティア組織をコントロールする地位にある病院側とボランティア組織およびボランティア行為者側との関係性に着目し、どのような要件が満たされた場合にボランティア活動は活発になり、継続するのかを明らかにする。

第1章は、ボランティア行為者に着目して行為が反復・増幅し、継続する要件について考察する。第2章と第3章はボランティア組織に着目して、組織が継続し活発に展開する要件を検討する。そして第4章では、行為者側と組織側がどのように橋渡しされることが、ボランティア行為の継続と発展に必要なのかを議論する。

第1章では、まずボランティア行為者に着目し、どのような行為者がどのような経緯で活動を開始するのかを議論する。ここでの議論は、どのような行為者の活動欲求を満たすことが保障された場合に、その行為が継続しかつ同調者を多く取り入れ活動全体が活発化していく可能性があるのかを理解しようとするものである。本章では行為者の活動欲求に着目しつつ、ボランティア行為が行為者のなかでくり返される必然的な理由がどこから来るのかを考えていく。まず「誰が」医療・福祉分野のボランティア行為のなかへと引き込まれていくのかを考察する。彼らかの女らは、なぜその行為をするのか。彼らかの女らが特定の組織や行為に絡み込まれ、巻き込まれていくプロセスは、はたして「動員」と呼ぶべきものなのか、そうではないと解釈すべきなのか。これらについて考察をおこなう。

第2章では、ボランティア組織のありかたに着目し、活動が展開していくために望ましいと考えられる組織のありかたはどのようなものかを議論する。仮に一部のボランティア組織が当初の動員された姿から次第に自らの意思決定手段と行為選択プロセスを手にしていったとみなせる場合、彼らかの女らは、外部の社会に対してどのような影響を与えているのか。ボランティア行為の社会的意味を問い、解釈する。

第3章においては、ボランティア組織の変容過程と活動の維持・展開の関係について議論をおこなう。ボランティア行為が維持・拡大していくためには、どのような組織変容が求められているのか。そもそもボランティア動員後の組織の多くが、どのように組織体として変化していくのか、あるいはどのように変化していく可能性があるかを議論する。はたして多くのボランティア組織が動員されたままでとどまっているのか。それとも一部のボランティア組織は、当初動員されるかたちで産声をあげ、より上部の組織によって支配・管理されているものの、巧妙な手段と戦略、したたかさによって自らが真に欲する行為を少しずつではあるが成し遂げ始めていると解釈できるのか。その議論をおこなっていく。

第4章では、ボランティア組織の「自律性」について議論する。ここでは意思決定と行為選択にボランティア行為者自らがかかわれたときに、彼らかの女らは「自律性」をもっていると定義する。すべての組織は、関連する他の組織に対して完全に自律的ではありえない。しかしながら、その相対的な意思決定過程や行為選択過程の自由度は、ボランティア組織の展開と行為者の行為そのものに向けた満足度、最終的には彼らかの女らが影響を与える上部組織や外部組織との相互作用の過程において、重要な意味をもっていることを示す。

第5章では、第1章から第4章までを総括し、理論的な整理をおこないつつ、日本における病院ボランティアが展開していくために必要な知見を提示する。

現代日本のボランティア組織は、限定的な範囲においてではあるが、展開する可能性はまだ残されている。ボランティア組織が展開していくためには、病院およびボランティア組織の双方がいくつかの条件を克服しながら、その困難な現状を少しずつ変化させていくより他に道はない。本書で定義する「自律性」がボランティア組織と行為者たち自らの手によって確保されたときに、ボランティア組織および行為の展開可能性は高まると考えられる。

第1章

誰がボランティアをするのか？

——ハビトゥスとしてのボランティア行為——

ボランティア行為者は受動的存在にすぎないという議論に対して、本書においては行為者の様々な能動的側面が事例のなかに身出せることから異議を唱える。本章ではブルデュー（Pierre Bourdieu）のハビトゥス（habitus）の概念を引き継ぎつつ、ボランティア行為者のなかにもハビトゥスとして解釈可能な確固たる部分が存在していることを事例のなかに読みとっていく。札幌市のS病院に展開するボランティア組織を事例に、行為者の活動歴をみることにより、行為者にとっての行為の必然性・内発性を確認し、行為者の内面的要素・特質をみていく。

1　目的と視角

「ボランティア」という行為を、社会学はどのように位置づけていくのか。ボランティア行為の種類は、次のようなカテゴリーのなかに分類していくことができる。

①分野別＝海外協力・自然環境保護・生活保護・災害救助および救助後の生活再建支援および見守り・自殺予防・各種自助組織・各種スポーツ普及・各種趣味・法律相談

②対象別＝〔非対人サービス提供型〕自然環境保全（ゴミ拾いなど）〔対人サービス提供型〕生活困窮者・政治的に抑圧された人々・障がい者・高齢者・保育や見守りを必要としている幼児から青少年・遊び相手・相談やケアを必要としている青少年・高度医療を受けるために経済的支援が必要な人・通訳や援助を必要としている外国人・観光者

③行為主体別＝小・中・高・大学生ボランティア・町内会主催・社会協議福祉会主催・各専門職従事者が定年退職後に同一の職場や同業界内に残っておこなうもの

④行為形態別＝募金・一時的または定期反復的援助（炊き出しや災害時援助など）・定期的な労働力の提供（ヘルパー）

ボランティア行為が様々な場所で持続するということは、それをおこなう人々のなかに何らかの内的な必然性があると考えられる。その内的必然性は、行為者一人ひとりの人生におけるボランティア活動経験を一つ一つ丹念に追うことによって、幾筋かの道筋として示される可能性がある。その道筋の幾本かを示すことを、本章の目的とする。

ボランティアの定義を、本書では佐藤慶幸にしたがって「対話的行為を媒介にしておこなわれる、非営利かつ非職業的で自発的なアクション」（佐藤、一九八八）とする。多くの場合ボランティア行為の定義は、言葉の由来と原義から「自由意志」と「自発性」によって定義される。たとえば工藤裕子は、「自発的な意志に基づいて自発的に社会活動を行う人」（工藤、一九九五）とする。一方佐藤は、ボランティア・アクションの定義を、①自律的　②非職業的　③非交換的　④非権力的　⑤自己超越的　⑥対話的　という六つの特徴により捉えようとした。対話的行為とは、「権力や貨幣、そしていっさいの社会的属性から自由なシンボルを媒介とする人と人との直接的な意思疎通行為」を指すものとする。

ボランティア行為を捉え理解するうえで、「非営利性」や「非職業性」が重要な要素として考えられるためにあえてこのような定義を援用する。

社会学がボランティア行為を特定の方向で意味づけ、解釈を与えていくとするなら、そのことによってボランティアを取り巻く人間関係や社会関係のなかに新たな発見なり希望を見出し、より良い社会関係を創出していく契機とならなければならない。しかし同時に「ボランティア」という社会行為に対する特定の解釈のありかたが社会システムのなかで誇張され、宣伝され、広められるとき、その特定の解釈は人々の行為に一つの規範として作用する。社会学研究は、場合によって意図せざる影響を人々に与えていく可能性もある。

「人々をボランティア行為に『導く』ものは規範であるのか、それとも経験なのか」。そもそもこうした問いは、どのような意味をもっているのか。人を「ボランティアに導く」のはいったい誰か。なぜ「導こう」とするのか。本書の立場は、規範・価値と経験の関係を次のように捉える。そもそも人々をボランティアに導くものが「規範」であるのか「経験」であるのか明確に白黒をつけることは不可能である。「規範」と「経験」は二律背反のカテゴリーにはなっていないからである。また、どちらがより行為者に対して有力な影響を与えているのかという議論も困難である。その一方で、時系列的な因果関係やケースごとの二者の影響関係を捉えることは可能だと考えられる。規範と価値は、表裏一体の関係である。ここでの問いは、次のように言い換えられるかもしれない。はたして規範が人々を行為へと駆り立て、その反復される行為が経験となって蓄積していくのか。それとも行為者においてたまたまある事柄が経験された結果、行為者は特定の価値に目覚める結果となり、次第に規範が意識されるようになったと考えるのが自然なのであろうか。これらの因果関係、影響関係を把握していく。

ボランティアを取り巻く議論の多くは、政治的な意図をその根底に持っていると指摘する研究者もいる。たとえばジャノスキ（Thomas Janoski）らは、次のように述べる。

どのようにすればより多くの人々をボランティアに導けるのかという政治的な議論においては、

> 彼らかの女らをボランティア活動を活発におこなわせるような集団のなかへと押し込み、そこで時間を費やさせる方法が模索される。(Janoski et al. 1998: 496［引用は竹中訳］)

さらに、高校生以下の若年世代にボランティア活動を経験「させる」ことによって、彼らかの女らが大人になってからより「積極的に」ボランティアにかかわるようになるという知見がある。このような知見を導く研究についてもジャノスキらは、次のように批判する。その批判は、導き出された知見結果についての是非についてではなく、そもそものような研究が前提としていること、研究のおこなわれる意味および社会に与えて行く影響への疑念やためらいを表現したものである。

> 今日こうした議論は、高校生をコミュニティプロジェクトへと、彼らが望もうが望むまいがにかかわらず、また仕事の価値を信じようが信じまいとにかかわらず、「強制」させるための知識を積み重ねるべく、繰り返し論じられている。彼らは、「奉仕を学ぶ」ことに賛同して、実践の効力を信じている。そこでは言葉とは逆に、強制的なボランティアをみることになる。(Janoski et al. 1998: 497［引用は竹中訳］)

これまでどのような行為を「ボランティア」行為と名づけてきたのか。「ボランティア」と呼ばれる諸行為は、誰によってそう名づけられるのか。行為者自らによってなのか、それとも受益者によってなのか、あるいは行政などの福祉サービスを与える責任を負った機関が、都合の良いことにそれを「自発的に」代替しておこなおうとする人々に対して命名してきたものなのか。

この点に関して中野敏男（二〇〇一）は、現在日本のボランティア行為の多くは行政による動員であるとみなす。とりわけ阪神—淡路大震災に端を発する九〇年代以降の様々な形のボランティア活動やNPO活動の高まりは、たんなる自律的な市民活動の高まりとしてのみ楽観的に捉えられるべきではないと主張する。ボランティア活動の高まりを基盤に「下からの公共性」を形成しようと主張する論者の主張に対し、「ボランタリーな活動というのは、国家システムを越えるというよりは、むしろ国家システムにとって、コストも安上がりで実効性も高いまことに巧妙なひとつの**動員**のかたちで**ありうる**」（中野、二〇〇一：二五八-五九）と警告している。

はたしてボランティア行為には、新たな人間関係や社会関係を創出していく力があるのか。もしあるとすれば、それはどのような形で創り出されているのか。積極的な形で新たな関係を創り出しているのは、行政なのかそれとも行為者本人たちなのか。ボランティアが国家による動員の結果であるという冷ややかな見方をする中野でさえ、「『ボランティアは安上がりの福祉行政補完物』などというだけでは済まない問題が確かにありそうだ」と予感している。

仮にボランティア行為者自らが新たに何らかのアクションを起こし、新たな社会関係を創り出しているとするなら、それは中野が危惧するように虚偽意識やイデオロギー効果によるものなのか。それとも行為者の内側から内的必然性をもって湧き上がってきたものなのか。この謎を解き明かすことを目指しつつ、本章は、ボランティアに携わる行為者をその行為へと導いている内的必然性の一端を探ろうとする試みである。

なお本章では、中野のおこなった議論を一定の範囲で支持する。つまり、日本のボランティアグループの一部は、確かに行政によって計画され、導かれているという事実を重視する。この点は、とりわけボランティアを研究する社会学研究者はもっとはっきりと認識すべきである。中野が指摘する、社会的コスト削減を目的とした行政主導のボランティアの推進という側面や、ボランティア行為者のもつ潜在的機能にも自覚的でなければいけないという警鐘は、重要な指摘である。しかしながら、すべてのボランティア行為が行為者自らの内発的なものではないという解釈にも、疑問が残る。ボランティア行為は、行為者の内から必然的に導かれている可能性も、まだ明確に学術的に否定されているわけではない。本章では、事例をつうじて行為者に個人的に蓄積された「活動経験」こそがボランティア行為を導きだしているというダイナミズムを示す。

また本章は、ジャノスキらの議論を次の二つの点で引き継ぐ。第一は、これまでのボランティア研究が暗黙のうちに前提としていたボランティア普及という政策的な意図を相対化して論考を進めるという点である。本章においてもボランティア行為そのものの意義については、禁欲的に留保する。第二は、ボランティア行為の源泉が、デュルケム（Emile Durkheim）の流れを汲む normativists たちの主張する「価値や社会規範の推移」あるいは「社会化」の結果にあるのか、それともブルデューのハビトゥスの概念に象徴されるような「活動経験」、「社会参加経験」の結果にあるといえるのかという議論を引き継ぐ。

ブルデューのハビトゥスの概念は、個と社会を結ぶ壮大な構造概念であって、様々に解釈され論じられるが、ここではブルデュー本人の記述のなかから暫定的に次のように定義しておく。ハビトゥスとは、①「身体化された必然、つまり道理にかなった慣習行動を生成」するものであり、②「またこうして生みだされた慣習行動に意味を与えることのできる知覚を生成する性向へと転換された必然」（Bourdieu, 1979=1989: 261）である。ここで、①「身体化された必然」とは、ボランティア行為者にあてはめるならば、「行為せざるをえない差し迫った衝動」、「自然に足が向く感覚」とも解釈できるし、「慣習行動を生成」するものとは、つまり「繰り返される行為」と捉え直せる。同時に②はより簡潔に表現するなら、ボランティア行為者が「自らの行為に与える意味づけの一筋ひとすじ」のありかたであり、その「意味づけを方向付ける必然性（モーメント）」とも言いなおせるのではないか。これまで一部のボランティア研究が、とくに行為者の活動経験やライフヒストリーに着目してきた理由は、「行為せざるをえない差し迫った衝動」によって「自然に足が向いた」結果、「慣習行動が生成」され、それが観察可能な反復行為として捉えられ得るという前提があったからかもしれない。「活動経験」とは、①の諸々を含んだ、研究者にとって観察可能な時系列の行為の記録である。さらに、行為者がインタビューをつうじて自らの活動経験を振り返りそれを物語化するときには、その語りの一つ一つは②の意味づけの一筋ひとすじとして解釈が可能である。ブルデューがその壮大な理論によって明らかにしようとしたような「意味づけ一筋ひとすじの体系」は、人々のボランティア行為のなかに描き出すことも、論理的には不可能ではない。

ボランティアを積極的におこなっている人々が、長年にわたり数々のボランティア経験を積んでいたという事実が示されたとき、かの女または彼の行為には、なんらかの内的な必然性とその意味を提示できる可能性がある。仮に一部の人々が「ボランティア」というハビトゥスを強固に所持していたとき、そのハビトゥスを築きあげていくプロセスを明確な形で捉えていくことが今日の社会学の中心的課題の一つであるとするならば、その一端となる考察を加える。

2　方法と対象

行為者の活動歴およびライフヒストリーをみる。そこから、ボランティア行為の源泉がどこにあるのかを探る。本書では、ボランティアをおこなううえで行為者が自らの行為にたくす意味づけの仕方をみるため、病苦に直面した患者と常に向かい合っている病院ボランティアを対象とした。対象選定の第二の理由は、対象が継続的なボランティア行為を可能とするグループである必要もあった。調査は札幌市にあるS病院（病床数八一〇）を中心に二〇〇二年四月以降、現在も引き続き実施している。S病院は札幌市における中核病院であり、病院ボランティアの導入においても北海道におけるモデルケースとして行政が力を入れて取り組んできたという経緯がある。このボランティア組織が先進的な事例であること、かなり活発な組織体であることは、日本病院ボランティア協会の会報で紹介される各病院ボランティアグループの四カ月ごとの活動回数及び活動総時間数の比較をみてもわかる。全ての病院ボランティアが協会に登録されているわけではないが、北海道の場合では、一二団体が登録されており、S病院のボランティア組織の活動回数は他の病院の組織が五〇〇回前後であるのに対し、一七〇〇回を超えることが多い。活動総時間数も、他病院が一〇〇〇時間から多いところでも二〇〇〇時間なのに対し、S病院では四〇〇〇時間を超える。全国レベルでも、病院ボランティア協会に加盟する一六七グループのなかで、突出して活動が活発な聖路加国際病院の病院ボランティアを除くと、この二つの指標となる数字の上では上位三病院のうちの一つである。

今回とりあげる事例は、おもに二〇〇三年三月までにおこなった自由面接法による聞き取り調査と参与観察で得られたものである。時系列的に、これまでに本人が取り組んだボランティアの活動経験を聞いていくという手法をとった。同時に、その活動に至るまでの経緯やそれぞれの時点での活動が、その時どきでどのように捉えられていたのかを、現在から振り返って語ってもらった。「活動に至るまでの経緯」は、「なぜその活動を始めたのか」という「動機」よりも、むしろその活動を知り、参加するようになった「きっかけ」を語ってもらうようにした。その理由は、「動機」についての語りは、あくまでも現時点における過去の再解釈であり、幾通りにも再構成され、分析は困難を極めると考えられたからである。聞き取りの際に留意した点は、行為者の過去の活動記録を時系列でできる限り丁寧に追っていくという点であった。自らが必ずしも「ボランティア活動」と認識していない地域の活動やPTAの活動などについても、活動していた時期やその頻度、地位や役割を聞いた。

S病院のボランティア組織Y会は、形式上七部門に分かれており、二〇〇二年四月現在、一二一名の登録者がいる。そのうちの中心的メンバー二七名によって、積極的に活動が進められている。S病院は、一九九五（平成七）年一〇月の新築移転を機に、自治体病院で北海道では初めてボランティアを導入した。主な活動内容は、外来患者案内活動や入院病棟での患者とのふれあい活動（話し相手、本や新聞の代読、紙芝居、図書整理、点滴用病衣作り）、イベント活動（コンサート、季節の行事、お花・折り紙・ちぎり絵の講習会の実施）、そして季刊紙の発行（季刊紙Yを年四回発行）などである。活動中の会員はネームプレートと腕章をつけている。任意にベレー帽の着用もあり、二人に一人くらいの割合でかぶっている。

参加資格はとくに要らず、誰でも参加できる。ただし、登録の際には数日間の新人ボランティア研修を受けることが義務付けられている。登録会員数一二一名の内訳は、男性一九名、女性一〇二名である。他に小中学生六名が登録している。年齢階級は一〇代から八〇代まで広がっている。中心は三

○代後半から六○代にかけての女性である。活動時間および人数の季節変化は四月・九月・一二月に最も多く、約一○○名が活動する。それ以外の季節には、約八○～九○名が活動する。

3　事　例

まず病院ボランティア組織Y会で活動する行為者について、なかでもとくに活動的な役割をになう人々のなかから、それぞれ多彩な特徴を持つメンバー一二人を一覧にまとめる。

ここで**表1-1**と次の**表1-2**にあげた一二人の活動的メンバーのうち、最もY会の運営に積極的にかかわっている主要八人のメンバー（ABCEFGIL）をとりあげて考察していく。八人はそれぞれ会の役員を務めており、会の活動内容の意思決定にも深くかかわっている。

A氏（五九歳・女性）S病院ボランティア・コーディネーター

一男三女を儲け、夫と末娘とともに三人で札幌市内に暮らしている。留萌市に生まれ、六人兄弟の末娘。父親は商売をしており、慈善事業にも関心があった。母親はA氏が一五歳のとき、そして父親は二五歳のときに亡くなっている。高校生の時にカトリック教会に入信する。きっかけは当時英語を

表1－1　活動的参加者のプロフィール

メンバー	性別	年齢	現在の職業	活動年数 [S病院/総年数]
A	女	59	ボランティア・コーディネーター	7/23
B	女	60	主婦	4/28
C	女	52	主婦	7/21
D	女	70	主婦	7/7
E	男	23	学生	5/5
F	女	26	主婦	1/3
G	女	45	なし	7/11
H	女	37	銀行員（パート）	2/3
I	男	72	なし	2/6
J	男	67	機械プランナー（パート）	7/7
K	女	53	なし	7/13
L	女	72	伝統芸能教室開催	2/2

表1－2　活動的参加者の活動歴と特徴

メンバー	過去の活動歴	特　記
A	語学教室運営, 札幌H協会, PNE	S病院ボランティア・コーディネーター
B	札幌H協会，PNE，町内会	Aさんの片腕としてAさんに呼ばれる
C	PTA, 国際H, PNE, 日本語通訳	Aさん，Bさん共通の友人
D	なし	園芸専門・糖尿病により病院にかかわる
E	なし	医療福祉系の大学に通う 大学受験浪人中からかかわる
F	PNE, 老人ホームでの音楽療法	弟が重い精神障害をもつ
G	札幌H協会	13年前に夫が急死
H	ガンの子供に寄りそう会	3年前に自分の子供をガンで亡くす
I	子供たちに朗読をするクラブ (大学時代)	妻が福祉活動に熱心なプロテスタント 退職後に始める
J	なし	退職後に，ボランティア活動を始める
K	札幌H協会，PNE	Aさんとつながっているが Aさんとは 別の考えをもつ
L	伝統芸能教室開催	日本の伝統芸能(絵画・踊り)の教室を開く

注：すべての組織の名称は，仮名である.

習うために通っていた神父との交流から。両親は仏教徒。高校まで留萌市に在住。大学は東京のカトリック系のJ大学英文科で英文学を学ぶ。二三歳から二七歳までイタリアに留学。二八歳で大学のカトリック研究会で一緒だった哲学科出身の夫と結婚。以降札幌市内に住み、現在に至る。夫は別の病院で事務管理職に就いている。

〈社会参加・ボランティア活動経験〉

一九四三年　留萌市に六人兄弟の末娘として生まれる
一九五八年（一五歳）　母亡くなる
一九五八―六一年（一五―一八歳）　教会の牧師から英語とドイツ語を習う
一九六一―六五年（一八―二二歳）　東京の私立J大学英文科で英文学を学ぶ
一九六六―七〇年（二三―二七歳）　イタリア留学
一九六八年（二五歳）　父亡くなる
一九七一年（二八歳）　結婚して札幌市へ。以後四人の子供を産み育てる
一九八一―九七年（三八―五五歳）　この頃から四番目の子どもがある程度成長したため語学教室の運営を手がける（最大時市内六カ所に展開）
一九七九年―現在（三六歳―現在）　ボランティア組織：国際ハウス（仮名）にかかわる

国際ハウスに積極的に活動したのは九五年まで
それ以降は顧問としてかかわる

一九九一年―現在（四八歳―現在）　ボランティア組織：PNE（仮名）にコーディネーターとしてかかわる

一九九五年―現在（五二歳―現在）　S病院でボランティア・コーディネーターとして活動

A氏のボランティア活動歴は長く、二四年にわたって主として三団体において指導的な役割をはたしてきた。A氏は若い頃より語学に関心があり、高校生の頃に英語・ドイツ語を教会の神父から習い、大学では英文学を、卒業後はイタリアに三年間留学しイタリア語を学んだ。現在は中国語にも関心があるという。大変個性的でエネルギッシュに活躍している。ヨーロッパ文化への憧れが非常に強く、たびたび留学時の経験が語られる。かの女のボランティア活動も、異文化交流を組み込むような形で実現されているようにみえる。「（父親は）自分はつぎはぎだらけのボロボロの衣服をまといながら、市に消防車を二台寄付し、勲何等かを貰った。私のエネルギーは、父と母の血（から受け継いでいるもの）だと思う」と語る。

活動を続けてきた理由については、「夫がいても子どもがいても最終的には、一人きりの存在。自分のなかに充足感を見出すより他にはない。人生は、自分のなかにどれだけの充足感を持て、どれだけの想い出を持てるかだと思う。お金をいくら貯めても、心は豊かにならない。自分探しのなかに、人との出会いがあり、それがこれまで活動を続けてきた大きな要因だと、私は思う」と述べている。

A氏のライフヒストリーにおいて、次の点が注目される。一つは外国文化とのかかわりが、若い頃から現在に至るまでかの女にとっては大きな意味をもっていたことである。一五歳のときに母親を亡くし、ちょうどその頃から教会の神父の家に通うようになり、外国語を習い始めた。それ以降、学校、職業生活、ボランティア活動、かの女のすべての生活が何らかの形で外国語ないしは外国の文化とのかかわりを主軸に展開している。大学では英文学を専攻し、イタリアに留学後、結婚し四人の子供を産み育てた。四番目の子供が成長し自由な時間ができるとすぐに、語学教室を手がけるようになる。事業がうまくいき、もっとも成功した時期には市内の六カ所に教室をもっていた。一方語学教室を始める二年前から、日本を訪れる外国人のためのホームステイや通訳を手がける札幌市内のボランティア組織「国際ハウス」（仮名）にかかわり始めている。また一九九一年からは、外国から毎夏来日する若手の音楽家たちのために、音楽祭の準備および外国人演奏家の世話や通訳を手がけるボランティア組織「PNE」（仮名）においてもコーディネーターとして積極的にかかわっている。

一九九五年、当時S病院の事務局長であったM氏がA氏の国際ハウスおよびPNEにおけるボランティア・コーディネーターとしての活躍を見初め、当時新設することを計画していたS病院のボランティア・コーディネーターとしてスカウトした。A氏はその頃まだ語学教室の運営とボランティア活動とを兼ねていたが、S病院へのボランティア・コーディネーターとしての就任を機に、すべての教室を閉鎖した。ちょうどその頃、少子化現象による影響か、語学教室の経営は縮小し始めていた。しかし経営そのものは縮小化しつつあったとはいえ、まだ順調であったという。A氏は「国際ハウス」および「PNE」でのボランティア活動と語学教室の運営から、九五年にS病院でのボランティア・コーディネーターへと活動の中心を移すことになる。前述の二つの組織におけるボランティア活動は、名目上「顧問」という形で引き継ぐものの、活動の主体はこの時期より病院へと移った。教室を閉鎖した理由は、「将来性」や「経営上の利益」に見切りをつけたという理由ではなかったという。実際、教室を閉鎖して以降の収入はかなり減少した。病院ボランティアにおける活動に絞った理由は、「時間的」問題、および「一人の人間が同時に活動できる限界」によるものだった。

こうしたかの女の職業歴・ボランティア活動経歴から、次のことが理解される。まず、規範主義の立場からは「外国文化からの何らかの影響」が指摘できるかもしれない。とくに両親を早く亡くした経験、および母を一五歳で亡くしてから始まった教会の神父との交流が、かの女に何らかの価値や規範を植え付けたという解釈もありうる。しかし、常にかの女の口から語られるのは「外国文化との交流の楽しさ」であり、「人との出会いのよろこび」という側面であった。活動を通じて「誰かの役に立つ」、「人のためにする」、または「神が私たちに求めている何か」という言葉は、ほとんど耳にすることがなかった。一方「人々を取り巻く人間関係を、より豊かなものへとかえていく」という希望についてはは、たびたびいろいろな表現により語られた。神父との出会い、宗教上の信念とボランティア活動との結びつきについて当人としてはどのようにつながっていると思われるかということを何度となく訪ねたが、とくにはっきりとその影響や関係を意識することはないという。規範という点では、神父やカトリック系の大学での人間関係から得られたものよりも、かの女の両親の生きざま（とくに父親）のほうにより大きな影響を受けているという自己認識であった。

一方、A氏の職業経験・ボランティア活動経験を概観したときにも、かの女の語りは裏づけられているように思われる。解釈の可能性として、規範が推移した結果というよりも、活動経験が別の新たな活動を生み出していったというように捉えるほうが自然に見える。というのは、一つには「賃金労働ではない形で、すなわち無償で人々の役に立つ何かをする」という価値が、とくにA氏のなかにあったわけではないことである。それは、過去には語学教室を多角的に経営していた事実により推察される。二つめには、一貫して外国語ないしは外国文化とのふれあいをもとめて活動を続けているという点である。たびたび語られるのは、それが「楽しく」、「好きだから」であって、結果的にそれがサービスを必要としている「人のためになる」から行為しつづけているのだという。そのことを示すもう一つの事実として、A氏が病院ボランティア・コーディネーターとして働くようになってからも、「国際ボランティアフォーラム」の開催の発案・計画・実行をし、病院ボランティアの世界において、外国の文化と知識の交流と交換を呼びかけたことに注目できる。A氏の経歴は、「人のために何かをする」ことを求めて活動しつづけてきた、というよりもむしろ、「自分のために実現したい何か」を求めて活動しつづけてきた。六カ所もの語学教室の講師たちを束ねていく技術と経験、および知識が、そのまま国際ハウス、PNEといったボランティア組織においても引き継がれてゆき、その技術や経験、知識は磨き上げられ、積みかさねられていった結果、たまたま活動の場が最終的に病院における「ボランティア」組織になり、かの女の能力が発揮されていったと分析できる。

B氏（六〇歳・女性）

A氏の片腕となる人物である。豊富なボランティア活動歴を持つ。病院ボランティアは五年目。Y会のなかでは、A氏と同じように重要な役割をになう。

かの女のボランティア活動歴を記すと以下のとおりである。

〈社会参加・ボランティア活動経験〉

一九六九年　子供たちの英語教育をおこなう民間の会社Rのチューターをする。動機は、何らかのかたちで社会と繋がりたいという気持ちがあったから。子育てをしている傍ら、自分が社会のなかで取り残されていると強く感じ、恐怖を感じたという。そうした活動にかかわるうち、幼稚園に働きかけて会場を借りるなど、少しずつ活動を広げていった。「少しずつ外に出て行った」と表現する。

一九七四年　札幌市役所職員R氏（女性）との交流がもとで、札幌市のホームステイの受け入れ事業にかかわる。ポートランド市長に会う。

一九八〇年　H協会（後の国際ハウス）副会長になる。この頃、当時外国語ボランティアネットワークにいたA氏と顔見知りになる。この頃の自分を、「行政を見る機会ができた。一市民でも、やり方によっては行政や学校教育に影響を与えられるという自信がついてきた」と振り返る。

一九九三年　PNEボランティア・コーディネーター（A氏の後任として）

一九九七年─PNEボランティア・ハーモニーのヴァイス・コーディネーター

一九九七年─S病院ボランティア役員

一九九八年─文化交流プラザF（豊平区九地区連合町内会）事務局長
F連合町内会会長

B氏の活動歴からわかることは、A氏と同様に、長年にわたる複数のボランティア活動の経歴があるということである。A氏と共通するボランティア経歴は、国際ハウスおよびPNEである。重複する理由は、第一にどちらも札幌市内で展開する大規模なボランティア組織であることがあげられる。第二に、こちらのほうが直接的な因果関係にあるが、S病院新築移転発足時に新たにボランティア組織を立ち上げる際、札幌市が、姉妹都市関係にあるアメリカのポートランド市グッドサマリタン病院およびガイザー医療センターに看護師を派遣し、病院ボランティアの受け入れ体制や事業内容の検討を進めたという経緯がある。B氏は、国際ハウスの活動を通じて、当時直接こうしたこれらの病院に派遣され、アメリカの病院をお手本としたY会の立ち上げに加わったという経緯がある。第三に、前述の当時S病院の事務局長M氏がA氏をボランティア・コーディネーターとして国際ハウスから引き抜いた際、A氏につながる国際ハウスおよびPNEの人脈をあてにしていたという事情もある。実際、Y会に所属するおよそ半分のメンバーは、直接A氏のこれまでのボランティア活動のなかで築かれた人脈である。さらにY会の活動的参加者にあっては、ほぼ全員がA氏と直接つながっている。こうした事情が、たとえばPNEの人脈を頼りにS病院のロビー内でウィーンフィルの常任メンバーらによるボランティアミニ演奏会を開催することや、第一回の国際フォーラムを、偶然にも可能にしたと思われる。どちらの企画もS病院のY会の現メンバーだけでは実行がむずかしいものであり、B氏のような活動的参加者それぞれがもつ国際ハウスやPNEなどの人脈を頼りに、いくつかの外部組織のボランティア人員が臨時的に投入されていた。

B氏の活動経歴からみられるA氏との相違点は、ボランティア活動への導入のプロセスである。A

氏が一貫して勢力的に次つぎにボランティアの行動範囲が広がっていったのに対し、B氏のそれは徐々に広がりをみせ、深まっていったといえる。とりわけ一九六九年にRのチューターを始め、その活動が契機になって幼稚園の活動にかかわるボランティア活動へと広がっていった点は注目される。B氏は「子育てをしている傍ら、自分が社会のなかに取り残されていると強く感じ、恐怖を感じた」という当時の回想を、とてもはっきりと語っている。この点はA氏が「楽しみ」を追求して精力的に英語文化に関係する活動へと駆り立てられていったのとは対照的である。B氏はそのときの感情を「恐怖」心という言葉によって、繰り返し表現した。家族、とくに「自分の」子ども以外の人間とのかかわりを、かなりはっきりと自覚的に求めていたという点が特徴的である。

B氏の場合も子どもの活動が契機となり、最初は「子どものために」かかわっていった活動が、いつのまにか「自分の子どもはほったらかしで自分が他の人と触れ合うために」様々なボランティア活動に専念するようになっていったという。

C氏（五二歳・女性）

A氏やB氏ほど長年にわたるボランティア経験にはまだ至らないものの、おそらく数年後にはA氏やB氏のような指導的役割と経歴をもつであろうと思われる、たいへん積極的な活動的参加者である。

B氏と同様に、自身の子どものためのPTAなどの活動から、いろいろなボランティアへと、次第に「自分自身のために」活動を広げ、深めていった。現在夫と二人暮らしである。一九六八年道立D高等学校を卒業する。一九七五年に結婚。一九七六年に長男を、一九七七年に長女を出産。仏教徒である。夫は国家公務員（警察庁）。子供ができてから、最初は『子どものために……』と思ってやっていたが、次第に自分自身の楽しみのためにやるようになった。

〈社会参加・ボランティア活動経験〉

一九八〇—八二年　T幼稚園・クラス委員（運動会やその他の会開催の手伝い）＝数カ月に一回

一九八二—八三年　T小学校PTA・クラス委員（レクリエーション企画等）＝数カ月に一回

一九八六—九二年　H小学校PTA・クラス委員（レクリエーション企画等）＝数カ月に一回

一九八九—九二年　K中学校PTA・クラス委員（バザー等手伝い）＝数カ月に一回

一九八九—九二年　K中学校母親学級・参加（勉強会）＝二カ月に一回

◎一九八三—九二年　T区わんぱく子供会・育成者（お祭り・キャンプ・クリスマス会等の行事手伝い）＝二—四週に一回

◎一九八五—九九年　YAC（宇宙少年団）分団父母会・役員一〇年／リーダー二年／会長二年＝（キャンプやクリスマス会等の行事の手伝い）

一九八九—九二年　　ユニバーシアードボランティア通訳・監査＝半年—一年に一回
●一九八九年—　　国際ハウス・監査＝半年—一年に一回
●一九九七年—　　S病院ボランティア・役員（会議その他）＝週一回
二〇〇一年—　　日本語ボランティア（小学校にて中国人に）
二〇〇二年—　　ワールドカップボランティア・案内＝七日間
（◎＝積極的に参加するようになった／●＝自分の生活の中心になった）

〈職歴〉

株式会社K、社員。株式会社K、パート。株式会社O、事務・パート。Pホテル、フロント・パート

初めてボランティアに取り組んだきっかけは、「『これまでに学んできた英語の力が生かせる』と思い、自分でボランティア通訳募集をみて応募した。ある時、子育て以外の点で、自分が社会とのつながりがまったくないことに気づき、怖くなった。社会からの孤立感を「怖い」と表現するところは、B氏とも感覚が共通している。自分一人が家のなかで一人孤立しているような感覚にとらわれるようになり、何でもいいから外に出て、誰かと話したいという気持ちでいた」という。また現在かかわっ

ているボランティアに取り組んだきっかけは、「国際ハウスでAさんに『来てごらん』と言われて週一回通うようになった。その後に企画委員に選ばれた」と語る。これまでにやっていちばん良かったボランティアは、S病院ボランティアであるという。「自分で企画して何かをやれるというところが良い。自分で広報の企画をして、広報部をつくった。いろいろな勉強会があり、活動のための学習の機会が豊富にある」と語る。

想い出に残った経験として、「一〇年前、ユニバーシアードのボランティア通訳のとき、ルーマニア選手団との交流のなかで、自分が世話をした大学生の母親のようになれ、浴衣を着せてあげたり、写真をいっぱいとってあげたりしたこと。外国の人たちと一緒になって、競技場に応援に行ったこと」などをあげた。ボランティア経験のなかで困ったことは、最初のあいだは主人に認めてもらえなかったこと、母親業・主婦業との両立などに言及した。専門的な技能や知識がボランティアに必要かという問いに対し、「病院ボランティアではほとんど感じない。ただ、日本語ボランティアにとっては、それが必要だと感じる」と述べた。C氏はボランティア活動を続けていくうえで必要となる知識や技術を、これまでいくつかの機関で積極的に学んでいる。それらは放送大学、英会話スクール、国際日本語学院専門学校、ボランティアサークル内の勉強会などである。

E氏（二三歳・男性）

私立H大学に通う三年生である。大学受験の浪人中に、四年前から病院ボランティアにかかわる。ボランティアメンバーのなかでは、異色の存在にみえる。最も活動的な中心メンバーである。毎週開催される会議では、積極的にマネージメントする。IHVF協力ボランティア活動会では、彼の貢献するところが大きい。四年前には医学部の受験を目指していたが、今はソーシャル・ワーカーの資格取得を目指している。大学にいる時間よりも、病院にいる時間のほうが長い。

〈社会参加・ボランティア活動経験〉

一九九八年―　S病院ボランティア（外来活動・会の運営等）＝週四日

〈学歴〉

H大学（医療福祉系）四年に在籍。一九九三年の春に卒業とともにソーシャル・ワーカーの国家主格取得を目指している。

〈家族・生活〉

父・母とともに暮らす。信じている宗教はとくにない。父は会社員。母は専業主婦。

現在かかわっているボランティアに取り組んだきっかけは、A氏が以前通っていた塾の英語の先生だったことで参加している。ボランティアにかかわり始めた頃のボランティアへのイメージは、「いろいろな人に会える」「自分自身が楽しめる」というものだった。ボランティア活動をつうじて、学校や会社では出会えないような人に出会えるので、自分自身の勉強になっているという。「自分の体験したこののないようなことが経験でき、楽しい」。

想い出に残った経験として、「救命救急センターで亡くなった方の家族を見て、自分に何かできることはないかを考えた。そして、福祉の道に進んだ。私にとっては一番印象的な出来事であった」と述べた。ボランティア活動をしていて困ったことは、「忙しすぎる。とくに現在取り組んでいる国際フォーラムの企画のことで」と言う。専門的な技能や知識は必要かという問いには、「必要であるとよく感じる。とくに病院の患者さんに会ったとき、とくに外来の患者さんとあたるときには、それなりの対応をしなければならないので」と語った。E氏はボランティアに必要な知識を、大学の講義やボランティアグループ主催の勉強会で学んでいる。

ボランティア活動については、「どれだけ患者さんのなかに踏み込んでボランティアをすればよいのかを、いつも考える。こちらが良いと思ってやることでも、相手にとってはありがた迷惑な場合もある。ボランティアとしてはどこまでやれば手助けとなるのかを、考える必要がある」という。

Ｆ氏（二六歳・女性）

かの女は自ら積極的に自分のこと、ボランティアのことを語ってくれる。ボランティアについて語るとき、その話の多くは、精神薄弱である弟と共に暮らした経験とそこで考え、感じたことへと話題が収斂した。理想とする自己像、他者との人間関係、社会関係のありかたを、自分から積極的に語ろうとする。目指しているものは、これまで学んできた音楽にかかわる専門性（声楽）を活かした音楽療法を、医療福祉の一環としてボランティア、専門職という形にはこだわらず実践していくことであるという。

〈社会参加・ボランティア活動経験〉

二〇〇一年一〇月―　　特養老人ホームＡ（音楽療法を用いたボランティア）＝月一―二回

二〇〇二年一月―　　Ｓ病院ボランティア（外来等）＝週一回

〈職歴〉

パート・アルバイト（運送業＝荷物の仕分けなど）＝大学休学中に約半年間

〈家族・生活〉

福岡市に生まれる。父親は警察官で、小学校三年のときに亡くなった。父親の影響で子どもの頃に剣道を習いつづけた。それ以降大学で東京に上京するまでのあいだ、弟と母親の三人で暮らした。小五の音楽の先生に影響を受け、最初は学校の先生になりたかった。後に母から「音楽療法」という言葉を聞いた。大学入学のために上京するとき、弟を実家に残してくることに非常に大きな抵抗と罪悪感があった。音大では次第に音楽の先生ではなく、演奏家になることを目指すようになった。大学二年のときに、声帯の遺伝的問題を先生に指摘されたことや、友人関係の悩みなどから、少しずつ大学からは遠ざかり、アルバイトを半年ほどした。そのアルバイトは男性がするような重労働のものを、同時に三つ掛け持ちした。睡眠時間も極端に少なくしたために、体調を崩した。そのとき体重は三〇kg代まで落ちてしまった。鬱病の診断が下り、大学は休学して二年ほど精神科に通い治療を受け、静養した。一年前に結婚をし、札幌市に移った。夫と共に暮らしている。結婚後の新しい生活を、前向きに築いていきたいと思う。お金の問題、結婚生活の維持、地理的問題などから、再び大学などで専門の勉強をすることは、今は考えていない。

ボランティアについては、「ボランティアはもともとは嫌いだった。「やってあげて……」と言うのが嫌。ボランティアという言葉ではなく、やっている行為が結果として人から見てそのように評価されるなら、まだよい」と語る。さらに、「自分では、やっていることを「ボランティア」とは認識していない。自分のありかたの根底には、精神薄弱の弟との関係が常にあると思う」と述べる。一年前に結婚をして札幌に来る。「一人で家にいるのが嫌で、社会とのつながりがなくなっている自分が嫌だった。夫との関係もうまくいっていなかったため、とにかく一人で一日家にいることに耐えられなくなった」。そのようなことから、ボランティアへと足が向いたというように振り返る。

F氏のなかでのボランティアの認識は、次のようなものである。「ボランティアは生活のなかの一部。最初は自分のやっていることがボランティアであるという認識はなかった。弟と長く暮らしたことが、自分の考え方の基礎を創っている。ボランティアとはその人の存在そのものである。その人のすべてがその人の行いのなかに出るのだと思う」「現在かかわっているボランティアについて、それが必ずしも社会とつながっていないと思ったのは、障がい者のためのボランティアグループTが作った物をバザーで販売したときも、バザーやボランティア機関にかかわりをもった、ごく限られた人しかそれを買っていかない。ほんとうはできるだけ多くに人に関心を持ってもらいたいのに、通路を通る人はそこを避けて通ったりする人が多い」などと語った。

想い出に残った経験については、「ボランティア活動をつうじて、その人の素の自分を引き出すことに成功したとき、感激した。とくに音楽療法をやっていて、そんなことに出会った。私が二曲歌ったとき、失語症のお年寄りが施設に入所して初めてうめき声を発した。後で聞いたところでは、それまでまったく声を出すことがなかったということだった」というエピソードを語った。

悩みについては、ボランティア活動をしていくうえで、興味のある人とない人の温度差が激しいことだという。「誰がまとめ役やリーダーになっていくのかという人間関係も、難しい。リーダーも人によってひいきする人がいたりする。夫も私がボランティア活動をしていくことをあまり快く思っていない」と語る。

ボランティア組織の問題としては、以下のことに言及した。「これはお金をもらってやるべき」と思うようなことでもやるように仕向けられることが、問題ではないかとかの女は考える。確かに、（お金をもらってする労働とボランティアでする労働との）その線引きは難しいしボランティアでは、他者に仕事の強制ができないので、やる人とやらない人の差が大きいと語る。あまりにも専門色の強いものを仕事として求められるとき、またはY会を運営するうえで、この日、この時間に、そこにいることが強要されるところが辛いという。仕事として責任を負いかねると感じるのは、たとえば経理の仕事などである。会社と同じように、Y会の運営のための事務や経理などもボランティアがやらなければいけないというのは、ボランティア（の負うべき責任）の範囲を超えているとF氏は考えている。こうした責任は、ボランティアに押し付けるべきではないしボランティア組織ＰＮＥでは、たとえばポスター貼りなどの仕事は、たとえボランティアでも有償になっていることを指摘する。

ボランティア活動をしていくうえで、専門的な技能や知識は必要かという問いに対しては、Ｆ氏は次のように語る。

必要だとしばしば感じる。病院の患者さんとかかわるとき、全く知識がないと組織の決まりごとやルールがわからないので、どうしてよいのかわからない。とくに音楽療法でいえば、やる曲の知識がないとできないので、必ず必要だと思う。

F氏はボランティア活動のうえで必要な知識は、カルチャーセンターや大学で学んだ。カルチャーセンターTの「初心者のためのボランティア講座」を受講した。大学は私立M女子音楽大学で声楽を学んだ。歌は個人的に先生にも付いて指導を受けた。地域のスポーツ少年団や剣道の習い事にも通った。劇団で司会をしたり、ぬいぐるみに入ったりもしたという。

G氏（四五歳・女性）

ホームステイ提供の活動から、広くボランティアにかかわるようになる。とくに夫を若くして亡くしてから活動的になった。

〈社会参加・ボランティア活動経験〉
一九九一夏―二〇〇〇年　H協会　N区幹事・(ホームスティ・ホームビジットの手配)＝年五回
一九九五年―　S病院ボランティア（外来・ニュースレターづくり）＝週一回

初めてボランティアに取り組んだきっかけは、一九九一年の夏にフランス人の友人に頼まれて、ホームステイにかかわるようになったことだという。一九九二年七月に夫を三八歳で亡くした。以後、一人暮らしをしている。一匹の犬を夫と共にかわいがっていたが、夫の死後、その犬も亡くす。夫がなくなってから三カ月後に、別の犬を飼い始め、一緒に暮らし始めた。一年ほどホームステイを休止していたが、一人きりでいることに耐え切れず、またかかわりを始めるようになった。

日高市出身。外国人が珍しい時代、人口七〇〇〇人の小さな町に外国人が来る事になった。かの女の家にも外国人が滞在した。そんなこともあり外国の文化に興味があり、二六歳のときに自分もイギリスに二カ月間ホームステイをして滞在した。そのときに、「ここの家に、こんなにお世話になって……」と言ったら、「私にお礼を言うよりは、日本に帰られてから、別の人に同じことをして返してあげればいいのです」と言われたことが、強く心に残っていた。

現在かかわっているボランティアに取り組んだきっかけは、ボランティア・コーディネーターのA氏に誘われたことである。

これまでに経験したなかでいちばん良かったボランティアは、S病院でのボランティアだという。「自分の居場所があるのが良い。H協会では、自分の居場所というものがなかった」と述べる。

I氏（七二歳・男性）

おもに患者のために本を朗読することに特化したボランティア活動をおこなう。I氏は子どもの頃から本を読むのが好きだった。昔ラジオの朗読を聞き、すばらしいなと思った。そのことが朗読に関心をもったきっかけだったという。

〈社会参加・ボランティア活動経験〉

一九五五―五九年　A童話会（大学のサークル）（小学生を対象にした朗読）＝週一回
一九九七年―　中央区O町内会長／マンションの管理＝不定期
一九九八年―　朗読ボランティアK会＝月一回
一九九八年―　A病院ボランティア（朗読、紙芝居）＝月二―三回
一九九九年―　S病院ボランティア（朗読、その他）＝週一日
一九九九年―　B病院ボランティア（朗読、紙芝居、クイズ）＝二カ月に一日

一九九九年一　　C病院ボランティア（紙芝居）＝月一日

〈職歴〉

二六年間製菓食品会社に勤めた。そこを定年よりも前に退職した。その後病院に一年間、化粧品会社に一年、その他お弁当の会社二カ所、製菓会社などに勤めた。最後に退職したのは四年前。

〈学習歴〉

四年前、定年後にAカルチャーセンターで朗読の講習を受けた。最初からボランティアをやるつもりで講習に参加した。

I氏のボランティア活動の内容および活動歴は、Y会の高年男性メンバーの典型といえるかもしれない。それは長年の職業経験と定年退職後の第二の社会活動としてボランティア活動をおこなっているものである。職業活動とボランティア活動の内容は、たいていの場合は一致していない。I氏の場合もそうである。しかし退職後すぐに、多くの場合はほぼ一年以内に地域コミュニティの活動を含む、何らかのボランティア活動にかかわりを持ち始めるという点で、共通している。J氏（表1-1）のように職業経験を生かした不定期のパート労働（専門職）を平行させながらボランティア活動を始める人もいれば、Ｉ氏のように職業経験とは全く離れた、特定のボランティア活動に専念する人もいる。女性の場合も男性の場合も、ボランティア活動の内容に方向性をもたせる人と、とくに内容を限定させない人がいる。Ｉ氏の場合は、青年の頃に大学のサークルで経験した「朗読」活動にこだわり、そのための技術と知識を得るためにカルチャーセンターで開催される講座を受講し、実践している。実に五つのボランティア団体で、いずれも朗読活動に限定して自らの役割を勢力的にはたしている。

Ｉ氏の活動歴に見られる知見は、一〇代後半から二〇代前半にかけて経験したボランティア活動が、長い就労期間を経て、もう一度再開されたという点である。人をボランティア活動に導くものが、若年世代の経験に大きくかかわっているという先行研究の知見は、少なくともＩ氏のケースにはあてはまる。

着目できるもう一つの点は、定年前からボランティア活動への願望があったという点である。さらにボランティアで活動することを目的に、そのために必要な知識と技術を身につけるため、カルチャーセンターを受講したという経緯である。Ｉ氏はこれまでの就労活動には見出せずにいた「何か」を、定年を待ちかねていたかのように、精力的に、しかも計画的に実行している点が注目される。

L氏（七二歳・女性）

北海道笑福芸能宝来ひょっとこ踊りS支部保存会代表。活動歴二年。札幌市在住。長年、杏川を家元とする絵を習い、また教え、描いてきた。六九歳の時に肺炎と心臓を患い、入院生活を送る。退院後、長年ボランティア活動をしている夫の助言により、病院ボランティアにかかわることを決意する。病院で患者を癒すのは笑いしかないと思い、《宝来ひょっとこ踊り》の家元に弟子入りし、帯広に泊り込みで伝授を受ける。後にS町に支部開設を許され、現在十数名の弟子を持つ。二年前より、数カ月に一度の割合で病院を訪れ、入院患者に笑いを与えるボランティアにかかわるようになる。とても七二歳とは思えないような若さとエネルギーにあふれる女性である。A氏とのつながりを大切にしていて、A氏を時どき支えている。

L氏の場合は、Y会のなかでは特異な事例にあたる。それは活動経験が必ずしもボランティア活動のなかで積み重ねられてきたとはいえない点においてである。しかしながら、お稽古ごとの師匠としての経歴は長く、その教室のありかたそのものが、特定の知識や技術の伝授といった側面にのみ力点が置かれた性格のものではなかったという推測が可能である。かの女の口からたびたび語られる、弟子たちを叱り飛ばすという一つ一つのエピソードからは、密接な人間関係のサークルが長年にわたって形成され、展開しつづけてきたということをうかがわせる。それが、病気入院を契機に、自己が死とむきあった経験から、ボランティア活動に積極的な夫の影響もあり、ここ二年という短期間のうちに表出的な病院ボランティアというかたちで現れたといえる。

4　活動経験の考察

Y会のなかで活動的かつ特徴的な表のなかの一二人について、考察を加える。**表1-1・表1-2**のメンバーのなかで、規範論からの説明がとくに有効であるとみなせるのはF・G・H氏である。活動の場が「病院」であることが、かの女たちの行為の必然となっている点が注目できる。愛する人を失った「病院」で、その苦しみから立ち直る術として、献身の対象を失われた特定の家族から不特定の病院の患者にむけて活動をおこなっていると解釈できる。このパターンはS病院に限らず、これまで接してきたいくつかの病院ボランティアにも共通してみられたコミットメントのありかたの一つであった。一方、他の九名については、たまたま活動の場が「病院」になったもので、「病苦にある患者に何か手を差し伸べたい」という規範的なものへの同調という側面よりも、それぞれの活動（園芸であったり、朗読や紙芝居であったり、外国語の通訳であったり、踊りだったりする）を「自らが楽しむ」ことが本人の語りのなかで強調される。「楽しみ」を求め続けた結果、活動の場と機会が広がっていったという経験論がこの場合には有効な説明となりうるようにもみえる。

二〇年以上にわたってボランティア活動・社会活動を続けているA・B・C各氏に共通しているのは、ともにY会において指導的な役割を担っている五〇代の主婦であることである。ボランティア活動の内容は、多岐にわたっている。ともに子供がある程度成長したあと、活動の場を家庭から外部社会へと移している。

A氏とB氏の二人はどちらも、最初英語教育にかかわる仕事に従事していた。ただそのかかわり方には、異なっている部分もある。A氏は語学教室を運営する立場であり、B氏は別の会社組織にて指導員という立場であった。また、B氏は家庭から外に出る手段として、英語指導員となったのに対し、A氏の場合には、「家から外に出るために」という当時の意識は、B氏ほどはなかったようである。それはもともと外部社会において活動的でありたいという積極的な志向をもったA氏と、そうではないB氏との違いかもしれない。B氏は子育てをしている傍ら、「自分が社会のなかに取り残されていると感じ、恐怖心を抱いた」というように当時の自分の気持ちを述べているのに対し、A氏の場合には、そうした気持ちはおそらくなかったであろうと推察できる。それは、A氏が結婚をする以前から、家庭内にとどまらず外部社会での活躍を念頭においていたのにたいし、B氏は自らの活動の場を家庭のなかに位置づけていた結果、子供の成長とともに次第に孤立感を感じていくようになったと考えられる。B氏が語学教室の指導員などの活動から、次第にボランティアへと活動を広げていったのに対し、A氏の場合には、語学教室の運営と同時並行で、同じく英語にかかわるボランティア活動にその二年ほど前から従事するようになっている。つまり、B氏にとっては表面的な第一歩が語学教師という職業行為であった一方、A氏ではボランティア活動が第一歩であった。しかし、両者にとって「行為によって金銭を得る」という目的は、それほど意味を持っていなかったことは、ほぼ明らかである。A氏とB氏の両者にとっては、活動することとそのこと自体に意味があり、収入を得るためという側面は当人たちにほとんど意識されなかった。

A氏とB氏に共通する現在のボランティアグループにおける役割は、コーディネーター的な地位である。両者はこの十年のあいだに、複数のボランティアグループにおいてコーディネーターを経験している。ボランティアグループ同士が横のつながりをもっていることもあり、ある一つのグループでコーディネーターとしての経験を積むと、別のグループにおいてもその経験を活かして活動していくことが求められていくようである。またB氏においては、そうしたグループ同士の直接的な関係がおよばない社会活動組織においても、経験や能力が他の人に認められ、グループのまとめ役としての地位を担っている。かの女は九地区の連合町内会である文化交流プラザFの事務局長を経験しており、現在は会長をしている。

C氏のケースは、活動歴そのものはA氏やB氏と同じように二〇年を越えるが、グループ内における指導者としての印象はかの女たちほど明確ではない。それはC氏自身の性格による部分もある一方で、活動への意味づけがかの女たちとは若干異なっていることにもよるのではないかと思われる。携わってきた複数のボランティアグループにおいて、コーディネーター的な役割を担うようになってからの年数が、まだ四年と、相対的に短いことも違いの理由なのかもしれない。A氏とB氏は、他の多くのボランティアの人と同様に、自分自身が「いかに楽しんで、『自分のために』活動しているか」ということを、たびたび語る。しかし、関心の多くは、他のボランティアメンバーの活動のありかた、ないしは「他のボランティアがどれだけ楽しんで活動しているのか」ということのほうに向けられているように見えた。それに対してC氏の関心のありかたは、他のボランティアと同様に、「自分がグループや活動のために、何ができるか」であり、「自分自身がどのようにかかわれば、もっと楽しくやれるのか」ということにウエイトがあるのではないかと想像された。

多くの時間をかの女たちとともに過ごしていくうちに、当初解釈していたようにC氏のケースをA氏やB氏のケースにつながるプロセスのなかで捉えることには無理があることに気づいた。数年後にはC氏は様々なボランティアグループのなかで、コーディネーター的な役割を担っていくであろうと予測される。その一方で、それとは違った解釈も可能である。C氏のボランティアへのかかわりは、もしかしたらA氏やB氏とは異なっているのかもしれない。C氏の活動に対する意味づけは、個人的な「楽しみ」の要素が大きい。たびたび「楽しさ」が語られ、強調されるだけではなく、かの女の活動歴の内容にも、それが反映されている。自分の子どもが通う幼稚園、小学校、中学校、地域の子ども会などとのかかわりのなかから、すこしずつ活動を広げてきた。パートとして、これまで三つの会社において就労した経験もある。パートもボランティアも、「自分自身を高める」、「何かをしたい」という気持ちから動いたのだという。現在も四種類以上のボランティアグループで、平行して活動を続けている。C氏は一ボランティアグループにおいて、より指導的な役割を担うことよりも、それぞれの活動のなかで自分の興味を満たしている。いつも快活で、前向きで、そして楽しそうに振舞っているC氏の活動の様子には、求めているという「楽しさ」を裏づけるような純粋なコミットメントのありかたが感じられた。A氏やB氏は、活動経験をつうじて、より指導者としての適性や関心が高められていったという解釈もできる一方、もしかしたらC氏の場合には、コーディネーターとしてではない、一活動者としての地位と役割のなかに、より多くの意味を見出しているのかもしれない。つまり、C氏はコーディネーター的な役割を将来担っていく前段階にある事例とも解釈できるし、コーディネーターとは違った立場でボランティアにかかわっていくことを志向している事例としても解釈できる。

長期にわたるボランティア活動歴をもったA氏、B氏、C氏に共通する事実として、多岐にわたる複数の同時並行的なボランティアグループへの関与があげられる。そして、それぞれの二〇年間のかかわりかたを概観するとき、活動内容が多岐にわたり、あるグループにおいて責任をもった役割を担うようになるにつれ、より多くのグループにおいて中心的な役割を積極的に担ってきた様子が観察された。また、とくにA氏とB氏の場合には、直接コーディネーターとしての活動に類似した職業も経験している。一グループにおける指導的役割の経験が、その後の他のボランティアグループにおいても同様の役割を担っていくことを促している。

5 結　論

ボランティア行為の源泉がどこにあるのか、個人のレベルで捉えようとするとき、それは行為者一人ひとりの内面から、行為者それぞれのかたちで湧きあがっていることを、事例は示しているようにみえる。その「内面から湧きあがっているもの」が、たとえば「公共性」というような、「ボランティア」という用語にたくされる特定の価値に収斂していくものであるのかは、こうしたデータからははっきりと示すことはできない。しかし、行為者の内面から湧きあがっている活動経験の一筋ひとすじを、それぞれの事例のなかに捉えることは可能である。行為者本人のなかで、必然性を持って反復されるようになる過程が、とくに事例の最初の三人：A・B・C氏には共通して見出すことができた。ブルデューのいうハビトゥスを仮に①「反復される行為」と②行為者による「意味づけの体系化」に分解して論考するとすれば、①は確かに存在するといえる。さらに②の意味づけの一筋ひとすじについては、断片的ではあるが示せたと思う。課題として残されたことは、②の後半部分である。つまり、反復される行為が行為者による活動経験そのものへのどのような意味づけによって助長されているのか、あるいはいないのかという点である。さらにその意味の縄一筋ひとすじが、ブルデューが想像するように仮に一本の太い縄として体系化されていくものであるならば、どのような方向性をもってその縄がなわれていくのかを、これから明らかにしていく課題としたい。これまで人々が「公共性」と呼んでいたものが創出されるプロセスが、示される可能性がある。

活動経験の蓄積こそが、ボランティア行為の振り子の振幅をより大きなものにしていく可能性があるとする本章の知見は、稲月正（一九九四）による計量的なデータに裏づけされた知見とも呼応する。稲月は、福祉ボランティアの構造化の次元を「積極性」「実現性」「継続性」の三つに分け、そのいずれにおいても「一般・地域ボランティア参加数」「団体参加数」が大きな影響をもつこと、さらにこれらの活動や団体への参加数が多いほど、「積極性」「実現性」「継続性」が高まることを示した。本章の事例は、その具体的なサンプルとして追認することができる。

稲月は同時に「共同体慣行的な規範の存在が福祉ボランティアの継続性を保証する」と指摘する。この点については、事例における行為者の相互行為に着目した場合、少なくとも次のことがいえる。他のボランティアらに強く影響を与えていくようなボランティア行為者の資質は、彼らかの女らがそれまでに経験してきた職業的・非職業的な活動経験をつうじて培われてきた可能性がある。いくつかのボランティア組織を経験しながら、何らかの価値とそれを実現するための能力が行為者のなかで育ち、そして他のボランティア行為者へと伝播していく過程は、各事例のなかに確かに存在していた。その一方で、「どのような価値や規範が」、「なぜ」行為者の間で伝播していくのか、そして「どのように伝播している」のか、それを捉えることは難しい。それらの問題は、人々がボランティア行為をつづけていく理由を理解するうえで重要である。本章においては、活動経験がボランティア行為を引き出している事実に焦点をあてて考察をおこなった。

仮に行為者の価値や規範についても踏み込んだ理解をおこなおうとするならば、「どのような価値や規範が」、「なぜ伝播し」、「どのように伝播している」のかが明らかにされなければならない。それを理解しようとする試みに意義があるとすれば、行為者一人ひとりのより詳細な人間性と人間関係の把握が必要である。実施した参与観察においては、活動的参加者一二名の人間関係にとくに焦点をあて、かの女たちそれぞれが何を考えており、お互いにどのように影響しあっているのかについても、活動歴とあわせて捉えることを試みた。はたして一人ひとりが、真に「何を」大切にしていて、「どのように」お互いを捉えてきたのかという事実については、私自身の理解であり、私個人というフィルターを介在した、ある解釈にすぎない。各個人が所有する価値や個人間での価値や規範の推移を、より客観的な方法によって捉えるためには、それを認識するためのいくつかの指標が必要である。

それでは、「公共性」という概念は指標になりうるであろうか。そもそもボランティア行為の背景に、「公共性」があるのか。「公共性」の概念はこれまで様々に議論される一方、概念そのものが多義的であり、論者によって扱おうとしている内容は異なっているようにみえる。「公共性」は英語の publicity やドイツ語の Öffentlichkeit に相当する。原義になぞって「公共性」とは、いま仮に「ある問題領域が、不特定の人々に開かれていること」、「私的であることの反対」（橋爪、二〇〇〇）と捉えることが可能である。また、実体として捉えることが難しい「公共性」を、「相互性」や「共同性」という概念から説明していこうとする試みもある。仮に「相互性」と「共同性」の延長線上に「公共性」が見出されるならば、ボランティア行為のなかに「相互性」や「共同性」が存在するかどうかを観察していくことにより、「公共性」を捉える糸口となるはずである。

しかし、ボランティア行為のなかで「相互性」や「共同性」が創出していくプロセスを捉えようとするならば、それを明確なかたちで示すことは依然として難しい。それを捉えるためには「相互性」や「共同性」の媒介変数となるものを明示し、その形成の有無を観察していく必要がある。すべてのボランティア行為が必ずしも継続的であるわけではない。行為者によって形づくられる組織体についても、継続性の保証はない。またケースによっては、一見形づくられ、広まっていくようにみえる「相互性」や「共同性」は、一部の能力の卓越した行為者個人の影響力にすぎない場合もある。しかしながら、たしかに何らかのダイナミズムがボランティア・コーディネーターと一般ボランティアのあいだに、または市行政幹部の役員や病院組織の幹部職員とボランティア・コーディネーターとのあいだにはあるようにみえる。それぞれの相互作用をつうじて、ボランティア行為者がどのような価値のもとに吸引され、いかにその価値が実現されていくかというプロセスを引き続き捉えていく必要がある。

さらに、行為者が特定の宗教的価値や行政によって学校等を通じて仕組まれた規範によって「そのように行為せよ」と思いこまされているかどうかは、実証することが不可能である。しかしながら、本章にあげた事例をつうじて見出されることの一つは、それぞれの行為者が生き生きと、「自らのために」「楽しいから」ボランティアを実践しているという点で共通している。

行為者一人ひとりのライフヒストリーを観察していくと、確かに特定の規範が行為者に取りこまれていった結果であるというようにも解釈は可能である。しかし視点を変えてみるなら、そして行為者の職業経歴と社会参加・ボランティア活動歴をより詳細に検討していくとき、一人の人間のなかで活動の方向性と広がりが、それぞれ異なったベクトルと展開を持っていることに気づく。それらの差異は、行為者一人ひとりが、必ずしもあらかじめ与えられた、または行為の過程で獲得した価値や規範によって、計画的、恣意的に活動をおこなった結果ではないということを示している。一つの行為が、本人にとって楽しみまたは精神的充足感をもたらすものであったために、その行為が本人にとって、よりアディクティブなものとなり、それに類似する行為が繰り返され、拡大していった結果というようにみなせる。ある意味で、ボランティアに携わるという行為そのものは、行為者にとっては内的な必然性をもっていたと位置づけられる。

また、ボランティア行為の社会における意義は、もっと具体的な形で捉えられ提示できる可能性もある。仮にボランティア行為の特質が「自発性」と「自律性」、さらに「非職業性」という要素にあるならば、これらの側面にボランティア行為を意味づけていく「何か」が存在しているはずである。それはこれまでのボランティア研究で、必ずしも明確に捉えられてはいない。本章において調査をおこなった対象とは、札幌市の先行的な病院ボランティア組織の特定の事例にすぎず、そこから引き出された知見は必ずしも一般化できない。しかしながらこの事例からは、次の二つの点をボランティア行為のもつ意義として、付け足すことができる。一つは、活動経験そのものがボランティア行為を生みだしているという事実である。その意味することは、行政や企業によって「動員された」ボランティアとは別のかたちで、ボランティア行為が捉えられる可能性があるということでもある。二つめは、価値や規範の創出過程が、ボランティアをつうじて存在している可能性である。行為者が次第に行動の指針や、そこで得られた人間関係やものの考え方、感じ方に慣れ親しみ、そこに居続けようとするメカニズムが確かに存在している。

第2章

組織展開のプロセス

第2章では、病院ボランティアの活動上の困難はどう克服されていくのかを議論し、事例を見ていく。日本の病院ボランティアの後発性を確認しつつ、行政主導のその展開を見守る必要がある。本章では、これまでの研究が行政側・病院側の視点からおこなわれてきたことへの問題提起をおこなう。動員の事実と正面から向かい合い、それを問題化し、告発し、対抗規範を創出していこうとする、ごく一部の行為者の動きこそ、病院ボランティアの展開には重要であると考えられる。

1　問題の所在

医療サービスの実態が経済原理のなかで変化していくのにともない、病いをめぐる人々の相互扶助関係はどのように変化しているのか。「ボランティア」という名称で表象される中間集団の形成プロセスに着目し、その実態を明らかにすることは意義がある。おもに社会福祉分野において近年になって標識化され、目立った「活動をするようになった」各種ボランティア組織の活動の実態を正確にとらえ、その真の展開可能性を慎重に吟味する必要がある。それにより、福祉サービスを非制度的な空間において積極的に提供したいと考えている人々が、より自由かつ自律的に活動できる場やしくみを築くうえでの政策提言につなぐことができる。

ボランティア組織を政策的な意図をもって立ちあげ、そのなかへ人々を動員しようとする様々な行政によるしかけと、その網に乗って真に他者のために活動したいと望む人々の諸行為の連関を明らかにすることは重要である。それにより日本における相互扶助の社会関係は、制度的・非制度的な両面において今後どのような展開をもって進んでいくのかを予測し、日本における特殊な福祉社会のありかたが検討できるからである。

「ボランティア」という語彙により認知される組織の多くは、九〇年代に国家・地方行政が主導して創りだしたものである。表出する登録団体数の急増は、災害報道等に触発された人々の「市民」意識の急速な高まりというよりも、行政による民間活力の掘り起こし（動員）とその早急な組織化・制度化の結果として説明するほうが自然である。行政により既存の相互扶助的な社会関係に「ボランティア」という名前が与えられ認知される場合もあれば、そもそも日本には存在すらしていなかった社会関係を行政が新たにプランニングし、募集をかけ、軌道に乗せ、維持しようと試みられる場合もある。現在日本に存在する病院ボランティア組織の多くは、後者にあたる。

経済的な破綻を目前にした公的医療福祉サービスのなかに、民間の相互扶助的な支え合いの仕組みを注入し、それらの関係性を育成し制度化しようとした内閣府や厚生労働省をはじめとする国家・地方行政のこのような取り組みは、必ずしも成功していない。その理由は明らかにされる必要がある。

日本において多くの病院にボランティア組織が置かれるようになった時期は、日本病院機能評価機構が設立され、病院機能評価をおこない始めた時期とリンクしている。一九九五年に日本病院機能評価機構は設立された。一九九七年には第三者による病院評価がおこなわれるようになり、二〇〇〇年には地域医療連携室の設置が義務づけられるようになった。日本医療機能評価機構による病院機能評価の項目のなかに「病院内にボランティア組織が置かれていること」という項目が加えられた。それにより、この機構による機能評価の承認を得ようとするすべての病院は、少なくとも名目上は院内にボランティア組織を置くことが義務付けられるようになった。日本医療機能評価機構によると、全病院数八七六六病院のうち、二五七二の病院が認定を受けている(二〇一〇年二月五日現在)[1]。これらの病院は全て、ボランティア組織を病院の内部に置き活動実態があるということになっている。一方、日本病院ボランティア協会(ＮＨＶＡ)は、一九七四年に組織としての体裁が整い、スタートしている。一九九六年の時点では全病院数の一%に満たない一〇〇ほどの組織が登録しているのみであったが、その後急増し、二〇〇九年現在では二一三の病院が加盟している[2]。

実体を伴った病院ボランティア組織の全てがこの協会に加盟しているわけではないものの、実在しているとされる病院ボランティア組織約二五〇〇団体の一〇%にも満たない二〇〇あまりの団体しか加盟していないことになる。その一方で、病院によっては日本医療評価機構による病院機能評価の承認を得ることをきっかけとして、実際に病院内にボランティア組織を置くようになった。こうした事実が、九〇年代後半に急速に病院ボランティア組織が表面上、場合によっては実態としてもその数を増やしたと考えられる。安立（二〇〇六）がおこなった調査によれば、たとえば福岡県の約三割の病院においてすでに何らかのボランティア活動が始まっており、現在導入していない残り七割の病院のうち六割が導入の意向を持っているという。しかし、多くの病院ではボランティア組織が導入されて一〇年以上が経過しているのにもかかわらず、日本においては必ずしも十分に定着や拡大をしていない状況があるとするならば、その実態をていねいに把握し、分析する必要がある。

なお、「展開」の指標としては、活動実態の量と質の両方に目を向ける必要がある。量としては、全国レベルでボランティア組織の置かれている病院の数、一年間の活動日数、活動時間、活動人員などが指標となりうる。質としては、活動の種類、活動内容、活動内容決定のプロセス、受け入れ病院側・ボランティア行為者側・サービスを受ける患者側という三者それぞれの満足度が指標としては考えられる。本章においてはとくに、病院ボランティアを置く病院の数が導入後一〇年を経過してもいまだ少ないことに着目する。その理由は、ボランティア行為者側の活動欲求が必ずしも十分に満たされていない状況があるためと推測されるからである。なお国内の既存研究においては、量的な側面での病院ボランティア活動の展開の度合いを論じる安立の調査研究があるのみで、前記のような質的側面について活動の広がりや深さを定義し測定しようとした実証的研究は、まだなされてはいない。その点において、メロー（Muriel Mellow）（2007）がボランティア行為者像について質的なアプローチをおこない、行為者を介護労働へとつなぐ際に、どのようにすれば病院側・行為者側双方にとって有意義に結び付けられるのかを議論した視点は、こうした指標を定義するうえでも示唆深い。

2　日米の病院ボランティア研究の比較

安立（二〇〇六）によれば、アメリカにおける病院ボランティアの展開は、一九六〇年代までは現在の日本の状況と酷似していたという。第二次世界大戦および朝鮮戦争やベトナム戦争時に医療スタッフが戦地に動員されたことに伴う医師や看護師など医療マンパワーの深刻な不足もあいまって、ボランティアの導入が広範囲に始まったという。アメリカでは一九六〇年代よりボランティア受け入れシステムの近代化が課題となった。現在では、たとえばマサチューセッツ州など先進的な地域の九割以上の病院がボランティア部を持っている。

病院へのボランティア組織の導入は、日米両国とも社会的なニーズに応えるかたちで政策的に推し進められていったという事実は注目される。なぜならば、日米共に病院ボランティアが意図的に動員されたという事実は、日本においてのみ十分に病院ボランティアが展開していないことを、「動員されたため」と単純には説明できないからである。アメリカにおいては、ボランティアへの動員が一部おこなわれたのにもかかわらず、その後普及し展開をみせている。その一方で、日本においては、動員後の普及と展開には、多くの問題を抱えているという実態がある。両国の展開過程を比較することにより、日本においては一部の病院ボランティアが組織として定着しない理由は何かを把握する手がかりを得られる可能性がある。

　ここで、かなりおおざっぱに日米の病院ボランティア展開の状況を対応させ、あえて単純化した理解をおこなうなら、次のように位置づけられるかもしれない。アメリカの一九六〇年以前の状況が日本の九〇年代半ばに対応し、アメリカの六〇年代はちょうど現在の日本の状況と重なる。とするならば七〇年代に議論されたアメリカにおけるボランティア受け入れにかかわる諸問題は、これから問題化していくであろう日本の病院ボランティア組織の多くが抱えうる問題を先取りしている可能性がある。

　もっとも両国における病院ボランティア組織の展開過程を単純には比較できない。それは病院以外で活躍するボランティア組織や行為者の層の厚さが日本とアメリカでは大きく異なっていることによる。アメリカにおいては、キリスト教関連の諸集

表2－1　日米病院ボランティア普及状況の比較

アメリカ	60年代以前	60年代	70年代
日　　本	90年代半ば	現　在	近い将来

出所：安立（2006）を参考に作成.

団等の中間集団が非常に多数存在しており、量的に展開していく以前から、人々の間においてボランティア行為の長い歴史と蓄積がある。もっとも、少数の事例としてならば日本においても以前より実態があった。日本赤十字系列の病院においては、多くのボランティア組織の活動実態と長い歴史をもっている。また聖路加国際病院や淀川キリスト教病院など、一部のキリスト教系列の病院においては、四〇年以上の活動実態とその蓄積を有している。しかしこれらの少数の事例を除くなら、日本における九〇年代後半の病院ボランティア組織の立ち上げは、前述したような経緯により、かなり強引に行政主導の形でその数を増やしていったという事実がある。ボランティア行為をおこなう人々が、自らの意思によって次第に病院内部においてもその活動の場を広げていった六〇年代のアメリカの状況に対して、九〇年代後半の日本における病院ボランティアの立ち上げは、ごく一部の病院に見られる国内の先進的事例やアメリカの事例を参考にして、かなり意図的に導入したという経緯がある。しかし、アメリカにおいては七〇年代に、日本においては九〇年代後半において、医療費を削減する目的およびマンパワー不足を解消するうえで都合のよい「安上がりの労働力」という期待のもとに、行政が主導するかたちでボランティアを動員してきた事実は、両国ともに共通している。

社会学分野を超えて広く病院ボランティアにかんする研究の内容をみるとき、近年とくに医療従事者側からの研究が数多くみられるようになった。いずれも、自らが実践的にかかわる経験上の諸問題や課題、可能性が論じられている。

これらの国内の病院ボランティアにかんする先行研究を概観するとき、いずれの研究も医療従事者側による、医療行為実践者のための諸問題と向き合ったものであり、医療行為実践上の差し迫った必要からなされていることがわかる。

そこで追求される理念も、医療従事者側が好ましいと想定する理念によって想定され、その実現のありかたが論じられている。ボランティア行為者側、地域住民が何を提供したいと考えているのかという視点は、そこには存在していない。

これまでボランティア行為者や患者の側が真に何を求めているのかという視点からの質的調査は、必ずしも十分にはおこなわれてこなかった。

一方知識社会学的な視点から日・米・カナダにおける病院ボランティア推進のための研究動向をみるとき、医療・福祉分野においてマンパワーとして期待しボランティア人材を病院に導入し育成するという視点が、北米および日本におけるそれぞれの導入時期において数多く見られるという事実は興味深い。たとえばMellow（2007）は、病院ボランティアによる介護労働の困難さをどのように克服していくかという議論をおこなっている。病院側はボランティアが患者に対して手段的および感情的ケアをおこなっていくことを期待している。しかしながら彼らかの女らは非公式なかたちでしか患者とコミュニケーションを取れないことが、労働の障害となっており、ボランティアが患者についての十分な知識を得て、十分な時間をかけて柔軟性を持って患者と接触を持つためには、どのようなルールが模索できるのかを質的データより論じている。メローが提示した知見は、病院ボランティアがよりよい形で展開していくうえでたいへん貴重である。メローが結論として示すことは、個人の自由・多様な活動を保障することが重要であるという事実であった。と同時に、ボランティアを病院内に如何に引き込むのかという視点のもとに議論を進めているという事実にも注目しなければならない。そこでは、労働力としての有用性をボランティアのなかに見出そうとしているという研究者の前提そのものにも、我々は着目するべきである。

同様の含意にもとづいた病院ボランティアの研究には、Walter（1999）による行為者の活動動機の分析がある。そこでは、病院ボランティアが他のボランティアと比較して、どのような行為者像を描き出しているのか、動機に着目して分析をおこなっている。また、ダイレクトに労働力としての病院内の需要を論じるHandy（2005）のような研究がある。さらには、女性が得意とする活動内容と、男性が得意とする活動内容を比較検討し、病院ボランティアにおける性差による行為者像の違いや類型化を論じたDaniels et al.（1975）やIbrahim（1997）の研究などもある。

以上のように、国内の病院ボランティア研究動向とカナダを含む北米のそれとを比較するとき、あきらかに導入後の経過年数と普及のちがいによる問題設定のありかたが両国では異なっていることがわかる。アメリカにおいては普及のためのより具体的な方策を論じられるのに対し、国内の研究の多くは理念に終始し、うまくいかない現実に対して踏み込めた議論がなされていない。また、アメリカの研究においては、ボランティア行為者側の実証的研究が多数存在しているのに対し、国内においては、医療行為従事者側による「受け入れ体制」のありかたが論じられるばかりである。

行政主導によって九〇年代後半以降に日本医療機能評価機構から認定をうけるためには、院内にボランティア組織を置くことが義務付けられた。厚生労働省によって実行されるこうした機構を通じた行政指導による病院への介入の程度は必ずしも徹底しているわけではない。ひとたび認定証が機構からおりてしまえば、ボランティア組織が使われる部屋そのものが、実際には図面上のみのもので、実際には資材置き場など異なった用途に使われていて、ボランティアの実態そのものが存在していない病院も存在する。したがって、病院ボランティアの活動例や組織運営等にまで立ち入った行政指導があるわけではない。

本章においては、動員された病院ボランティアの事例をみることにより、病院におけるボランティア組織導入後の展開可能性および病院内にボランティア組織が存在することの意義をもう一度実証的な見地から捉え直し、考えていく。はたして、動員後の病院ボランティアに展開の可能性はあるのだろうか。そしてどのようなかたちで、定着または衰退していくと予想されるか、考察をおこなう。

3　対象の特徴と選定の理由

本章においてとりあげる調査は、二〇〇六年二月二三日から三月九日までと二〇〇七年二月八日から二一日までの間に、長野県佐久市における病床数三二三床の市立A病院においてボランティア・コーディネーター(3)(地域医療部補佐を兼務する管理職看護師)、看護師、ボランティアからの話をまとめたものである。(4)二〇〇二年以降およそ七年間にわたり北海道の七病院、東京の一病院、長野の三病院におけるボランティア組織を対象に、病院によっては参与観察を含むかたちで聞き取り調査をおこなってきた。長野においては、前記調査期間において佐久市のJA長野厚生連系列の病院(病床数一一九〇)と長野市の日本赤十字系列の病院(病床数八一四)での調査も並行しておこなっている。本章においてA病院をとりあげる理由は、病院へのボランティア動員後の定着過程を観察・分析するうえで以下のような条件が整っていたために、相対的に適当であると判断したことによる。

(一)ボランティアが病院に導入されてからの経過年数が、調査初年度の時点で六年目にあたり、導入の経緯、導入時点で生じる諸問題、導入後の問題等がデータとして得やすかったため。導入前後の記録が多数残されており、また導入にかかわった職員とコンタクトを取ることが可能であり、さらに当時の記憶が当事者のなかではまだ真新しいこと、ボランティア導入当初からの話を聞くことが可能であったことなどによる。

（二）ボランティア・コーディネーターをはじめ、ボランティアとかかわりを持つ主要な病院側スタッフの幾人かが、国家行政主導の病院ボランティア導入のありかたに疑問を感じており、本書の調査目的と問題意識を共有するかたちで病院ボランティアの導入にかかわる問題点や率直な気持ちを語ってもらうことができたため。

（三）A病院のボランティア組織は活発に展開しているとはいえないという事実があったこと。A病院には二つのボランティア組織が存在しており、それ以外にも年二回から三回、二つの高校と一つの短期大学から学生ボランティアを受け入れている。(5) この二つのボランティア組織と学生ボランティアの受け入れ態勢は、全国の病院ボランティアに共通しており、病院ボランティア導入にかかわるそれぞれ異なった側面の問題を典型的に提示している。なぜなら、それぞれは、新たな募集にかかわる問題、既存の組織の病院内への編入にかかわる問題、学生ボランティア導入の問題を示唆しているからである。

以上の三つの理由からA病院の二組織および一グループの事例をとりあげた。

4　データ収集の方法

病院職員からの聞き取りは病院内の任意の部屋において一対一でおこない、どのような経緯で組織が立ち上がり、どのような活動を誰が立案しどのように実行されてきたのか、これまでにどのような問題があったのか、どのような期待をしているのかを中心に率直な気持ちを述べてもらった。ボランティアへの聞き取りは、病院ボランティアの部屋にて、数人のグループで前記のテーマについて自由に話し合ってもらうのと、自宅や喫茶店など病院内外の任意の場所において一対一で聞き取るのと、その両方を実施した。時間はおよそ一〜二時間で、許可を得たうえで会話は録音した。キーパーソンに対しては、複数回（二〜五回）の聞き取りをおこなった。また一四冊にわたる会発足時から現在に至るまでのボランティアによる活動記録ノート（活動上の問題点や感想、それに対する病院側職員の回答などがきめ細かに記載された交換日誌）を、ボランティアおよび病院側双方の許可を得たうえでコピーをして分析した。

A病院内の二つのボランティア組織および一グループは、どのような経緯によって導入されたのか。会立ち上げの当初から時間の経過とともに、どのように展開していったのか。時間軸は聞き取りによる当事者（職員およびボランティア双方）による聞き取り時点（二〇〇六年＝立ち上げ六年目および二〇〇七年

＝七年目）における記憶と回想をもとにした過去の各時点においての評価と現在の評価を、さらに二〇〇〇年三月から二〇〇七年二月までのあいだ毎回記録された活動日誌による各時点においての評価（そこにはボランティア側および病院職員側双方のコメントや評価が書き込まれている）を総合した。

5　分析の枠組み

作業仮説としては、病院側の意向をより多く汲み取ることに成功した組織が病院組織への適応と病院側の承認を獲得し、相対的にそれを果たせなかった組織が適応に失敗し承認を得られなかったと想定した。

A病院におけるボランティア二組織・一グループについて、次の三つの視点から分析をおこなった。

（一）ボランティア組織の組み込み（病院組織に適応したか否か）

（二）ボランティア組織の拡張と衰退（展開にむかったか収束にむかったか）

（三）ボランティア組織による新たな提案の提示（展開後の意義）

ボランティア組織が病院内に適応できるかどうかは、それぞれの組織が病院内に導入された経緯によっても異なってくるが、おおむね病院にボランティア組織が置かれて以降のボランティアと病院職員、とりわけボランティアとかかわりの深い看護師との相互作用によって決まっていく。病院を舞台として彼らかの女らが積極的な活動を提案し実行しようとすればするほど、病院内の職員とかかわりを持たざるを得ない。したがって、彼らかの女らが活動を展開するうえで最初のハードルとして、病院職員とくに看護師とのあいだにおいて「良好な関係」を築けるかどうかということがある。「良好な関係」とは、ここでは「両者が互いの存在を認め合い、その意思を尊重し、「患者のため」という理念の下にそれぞれの立場や役割に基づいた行為を受け入れることのできる関係」というように定義するものとする。

ボランティアが病院との間で良好な関係が築けるか否かは、病院経営者側および医療従事者側（看護師や医師、事務局等）の期待に応えているか否かともかかわっている。A病院の場合には、結果的にはおおむね病院側の意向が活動に反映されている。ただしボランティア側が病院側に要求する活動項目のなかには、ストレートにまた即時には了承されない項目もある。そこで、聞き取りをおこなった内容およびボランティアが導入された活動初日から二〇〇七年二月現在までの日誌をつうじて、どのような活動が病院側に認められていったのか、どのような活動が病院側からは認められなかったのか、認められなかった理由はどのようなものであったのか、その後最終的に提案した活動は実行されたのか、されなかったのかを追跡した。

6　分　析

(1) 既存の病院組織への組み込みと適応の程度

A病院にボランティア組織が立ち上げられたのは二〇〇〇年であった。病院が地域の広報誌に募集の呼びかけをし、それに応じて集まった当初数名のグループでT会はスタートした。ボランティア・コーディネーターを兼務する地域医療部長補佐の管理職にある看護師I氏によると、ボランティア組織立ち上げの理由は、立ち上げに先立つ三年前に、日本医療機能評価機構から認定証「一般病院種別B」を受けた際、機構からボランティア組織がないことを指摘され、改善を指示されたことによるという。こうして二〇〇〇年にボランティア組織は立ち上げられ、二〇〇三年には評価機構の再審Ver.4の認定がおりた。そして翌二〇〇四年には、基準を達成している病院として正式な認定（認定第GB12-2号）を受けた。調査一年目の時点でT会の規模は、登録者数約一七名ほどで、そのうちコンスタントに活動に参加する活動的参加者は約六名ほどであった。その後A病院においては、地域の老人会に病院での活動を持ちかけ、そのまま委嘱したK会の活動、高校生ボランティアの活動グループがある。K会の登録者数は一九名ほどで、そのうち一二名が活動的参加者である。高校生による活動は、毎年七月から一二月にかけて、二つの高校と一つの短期大学から数名ずつの受け入れをおこなっている。高校・短大からのグループは、一校あたり二名から六名ほどである。ボランティアサークルに所属している学生は、二〜三年連続して参加することもあり、また一回限りの参加の場合も多い。夏休みや冬休みのまとまった休みの時期に二週間程度参加するというのが一般的パターンのようである。参加する学生は、全員女子である。以下、これら二組織一グループの導入初期の適応状況をみていく。なお、T会のメンバーによる活動頻度は、ほぼ毎日から一日おきくらいに午前中または午後の二〜三時間、二〜三人のペアか小グループでおこなわれる。K会の活動頻度は、隔週の特定の曜日（調査時点では水曜日）に午前または午後のどちらか数時間、およそ七名から一五名程度のメンバーが集まり、活動がおこなわれる。

a　順応的提案・活動

ボランティアによって提案や要望がだされ、病院側に当初からスムーズに受け入れられた活動項目や要望を列挙すると、**表2-2**のとおりである。

これらの活動をあえて特徴づけるとすれば、DのT会による「高校生ボランティアの見守り」を除くと、あらかじめ先行する他の病院ボランティアにおいても一般的におこなわれてきた活動内容である。さらに活動を分類すると、AおよびBは直接患者と触れ合うことのない活動であるといえる。Cは最も一般的な病院ボランティアの活動である。項目Fを除いて、Aより下の項目に移動するほど、対患者との触れ合い（交流）の濃い活動となっている。ボランティアの活動により引き起こされる

表2-2　組織・グループごとの活動内容のひろがり

	活動内容	T会	K会	学生
A	用具・資材の準備・供給 (手術着の作成・ガーゼたたみ・新聞紙と布切り)	○	○	○
B 1	病院前の芝の手入れ・花壇の整備	○		○
B 2	車椅子の整備		○	
C	受付案内・車椅子等補助を必要とする人の院内移動の補助	○		△
D	高校生ボランティアの見守り	○		−
E	病棟誕生会やその他季節ごとの催し物の手伝い	○		○
F	病院側との話し合いの場を持つこと	○	○	

様々な事柄の責任は病院側が負うことから、病院側、とくにボランティアを直接サポートする役割を担う看護師は、自分たちが負っている責任が、ボランティアの活動によって増大することが意識される。そのため、とりわけボランティア導入期にあっては、看護師たちはボランティアの活動内容に必要以上に慎重にならざるを得ない。これまで観察してきた他のいくつかの病院ボランティアにも共通する事実として、ボランティア導入の初期においては、ボランティアはとくに患者に向けた対人サービスよりも、病院内外の資材の調達や準備、花壇の整備、芝刈り、清掃など、対モノ・施設整備の雑務を担う場合が多い。ことに年齢層の高い、老人会をそのまま動員したK会のメンバーには、C・D・Eのような患者と触れ合う活動からは、完全に遮断されている。相対的にやや年齢階層が低く、病院ボランティアの活動に個人で応募して自発的に参加したメンバーであるT会のボランティアにのみ、患者との接触を病院側は許している。

b 非順応的提案・活動

中高年の女性がその活動主体の中心となっているT会のメンバーは、自らの活動の場と活動の内容をたいへん慎重に看護師の指示を事細かに仰ぎながら、「相談する」という形式的体裁を装いつつ、看護師によるボランティアへの役割期待を敏感に察知しながら決定してきた。これに対して、相対的に高年齢の男性が主体となって形成されたK会は、なかなか病院の思惑とは合致しない形で展開しようとする。T会をあえて繊細型・融通型・期待先取り型・存在遠慮型というようにステレオタイプの類型化をおこなうとすれば、K会はそれに対応して鈍感型・頑固型・自己欲求追求型・存在主張型というように特徴づけられる。そして、看護部からもK会そのものが「病院のお荷物」として、多くの職員に疎ましがられ、ときには「あまり患者の役にも立っていない」とまで酷評されてきた。

病院職員はこれまで高齢のK会の面々を、患者に対してと同じように「お世話している」という気持ちでため息混じりに接してきたようである。

K会の活動提案や活動内容そのものが看護師によって敬遠され、疎ましがられる結果となる理由は、それらの活動によって看護師側の仕事が増えることによる。具体的には、**表2-3**のような要求が繰り返し記録ノートのなかでやりとりされていた。

Gは、たとえば車椅子の整備をおこなうという提案をした後に、その整備をおこなう上で必要になってくるオイルやペンチ、空気入れなど、次から次へと資材調達の手配を看護師側に要求していた。

表２－３　各組織・グループから病院側への要求項目

	要求項目	Ｔ会	Ｋ会	学生
G	活動をおこなっていくうえで必要とされる用具・資材の要求		○	
H	定まった活動場所・活動拠点の確保	獲得済	○	
I	対人的（対患者）サービスの提案	○	△	○
J	その他看護師側のフォローが必要になる細々とした活動[6]		○	○

病院側はその一つ一つの調達の手配をしながらも、それらの要求がだんだんエスカレートしてくることにとまどいを隠せないでいた。車椅子を調整するための道具（ヘラ・ペンチ・はさみ）を調達した後には、「はさみはもうすこし切れるものを！」（二〇〇三年六月一九日のK会の日誌）というように、際限のない要求を繰り返したかとおもえば、H「整備する場所をロビーに設けて欲しい」であるとか、ボランティアが集う部屋を一室確保してもらいたいという要求（二〇〇三年九月一八日のK会日誌）にも発展し、場所がいったん定まった後には、「外からの風が冷たいので、室内のもう少し暖かい場所を用意して欲しい」（二〇〇三年一一月二〇日のK会日誌）という要望が出された。また、これがボランティアによる貴重な活動であるということが来訪する患者にもよくわかるよう「ボランティア活動中」という看板をつくって掲示して欲しいという要求（二〇〇三年九月一八日のK会日誌）まで書き込まれている。ボランティアのサポートを担当する看護師は、そうした要求の一つ一つに、辛抱強く丁寧に対応していた。K会のボランティア作業をおこなう部屋についても、そ

表2－4　病院側からの各組織・グループへの要望

	要求項目	T会	K会	学生
L	活動日・人数・活動内容の事前把握	○	○	○
M	コンスタントな活動	○	○	－
N	活動のための準備も可能な限りボランティア側で対応すること［自立的であること］		○	
O	活動実態が行為側の趣味だけではなく患者のためのものになること		○	○

うした熱心な要求の甲斐もあってかT会の部屋と比べても日あたりがよい広い部屋があてがわれるようになった。

Jの対人（患者）接触をともなう活動の提案は、T会・K会（の一部）・学生グループのいずれからも看護部側に持ちかけられていた。ただし、その提案の持ち込まれかたは、前述のとおりT会とK会では異なり、最終的には年月を経過してK会の一部の行為者を含めた全てのグループに許可が下りることになるものの、その展開プロセスはそれぞれの会における行為者の特徴を反映していたといえる。

c　病院側からボランティア側に示された要望

病院側からは、看護部を通じて**表2-4**のような要望がボランティア側に出された。多くの項目は三つのグループに共通するが、Lについては、T会は当初からその期待に応える努力をしていた。K会についても、日誌のやりとりを通じて、次第にLやMの条件を満たすよう、メンバー内での調整がおこなわれるように変化していった。Nは、まさにK会にむけて発せられた看護部からの悲鳴でもあり、しかしながら頑固でプライドの高い高齢男性の気持ちを非常に配慮した形で、時間をかけてかなり丁寧に「自立」を促す様々な文面が日誌には綴られていた。

(2) 収束のプロセスと拡張のプロセス

ボランティア組織の病院への適応の度合いとは別に、どのような活動が彼らかの女らの時間を多く占めるようになっていったのか。

a　収束的活動

病院側にとって、ボランティアのどのような活動が真に期待され喜ばれてきたかは、慎重に判断する必要がある。なぜならば、すべてのおこないが表面上は「たいへんありがたく感謝している」という言葉によって表現されてしまうからである。しかしながら、その活動の一つ一つを吟味していくとき、はたしてどれだけ貢献できているのかが疑問として残る部分もある。不用意に患者と接してもらって、トラブルを起こされるよりは、静かにガーゼや新聞紙を畳んでいてもらえれば、それに越したことはないというように、「病院側に迷惑をかけない活動である」という消極的な理由により、たまたま誘導され、相当時間それらの活動が引き続いてきた可能性もある。

このことは、ボランティアを労働力とみなした院内のコンスタントな活動としては、現在の段階においては募集できる物理的な人数の問題ともあいまって、期待できないという事実が、物品資材のコンスタントな準備を担うというところまでは、ボランティアには期待できないという事情もあるようである。

また、一定の責任を伴うような活動は、当初よりボランティアには除外されている。ボランティアは患者に対しては非接触が原則である。たとえ外来で受診する科の診察室まで車椅子を押して案内する途中でトイレに寄るような場合でも、その移動をおこなう際に接触を伴う対応には、その都度看護師を呼ぶことになっている。ただし例外的に、外来ロビーに置かれた現金引き出しのためのＡＴＭの操作補助は、高齢者の多い患者に寄り添って、気軽にボランティアがボタン操作を手伝っていたことは、とくに病院側にも問題視されることもなく、患者からも喜ばれていた。

b　拡張的提案・活動

どのような活動が行為者側によってより積極的にかつ継続的に実行されていったのか。表2-5の三つの活動は、拡張性をもって多くのボランティアを巻き込むかたちで、病院側スタッフにもその成果を認められつつ、患者からも支持を取り付けることに成功した活動であった。

Ｐの音楽療法にかかわるボランティアは、Ａ病院のボランティアの事例からは突出した位置づけとなる。この活動は二〇〇〇年に病院側の意図のもと病院内へボランティアが動員された時期よりも数年以前から、高校の非常勤の音楽教員Ｐ氏によって独自に実施されてきた活動である。社会的入院を含む高齢の長期入院の患者が多い療養型病棟において、隔週の特定の曜日にロビーで午後一時間弱程度、カセットテープをつかって童謡などをみんなで歌ったり、おしゃべりをしたり、互いに握手を交わすような簡単なゲームのようなことをして楽しむものである。この活動は、当時A病院に勤務していた医師とこの音楽教師P氏が日本音楽療法学会にて出逢ったことから始まったという。T会のメンバーは、先行するかたちですでに定着していたこのP氏の隔週の活動をサポートする役割を担うようになっていった。具体的には、各病室から車椅子やベッドのままロビーに移動するのを手伝ったり、P氏の提供するエンターテーメントをT会の当日の活動者とともに、その時間一緒にその病棟に集い、かの女をサポートしたりするのである。この活動が注目されるのは、活動そのものが長期に継続しており、その内容が医師や看護師たちの多くに支持されていること、その病棟に限ってではあるが、単調な入院生活を送る患者たちを喜ばせていることだけにとどまらない。T会のメンバーは皆、隔週のたった一日のこの活動をたいへん楽しみにしており、P氏のその活動の手伝いができること、患者と一緒に歌を歌ったり手を握ったりできることが、かの女たちが普段担っているそれ以外の一三日間にわたるボランティア活動の日常を支えているようにも感じられた。聞き取りの際にも、日誌における記述のなかでも、さらには実際にその活動をサポートしているボランティアの姿や表情を見たときに、かの女たちはもっとも生き生きとしていた。言い換えるならば、この音楽療法の催しが、T会のメンバーの結束や活動継続の動機づけになっているのではないかと推測された。

表2－5　積極的に展開した活動事例

	活動内容	T会	K会	学生
P	音楽療法	○		○
Q	話し相手	○	○	○
R	色紙配り		○	

患者との話し相手として役に立ちたいという希望Qは、一部のK会の積極的参加者やT会のメンバー、学生ボランティアからの強い申し出となって表出している。とくに夏休みを返上して張り切って病院にやってきて、一日中草むしりやガーゼ畳みをした高校生は、率直に自分の気持ちや不満を日誌に書き込んでいた。

「もう少し患者さんとお話もしたいです。」〈C高校・高校生C〉（二〇〇五年八月四日）

一方、かの女たちが患者との対面的な接触ができた際の喜びは、次のように綴られる。

「三人の人達と仲良く楽しく話が出来て良かったです。車椅子で、散歩をして楽しかったし、たくさんしゃべる人達で、会話がはずんで良かったです。」〈K高校・高校生E〉（二〇〇四年六月一七日）

「Xさん（患者名）が感動しちゃって、自分も泣きそうになった。また来るから（手の絵文字）。すごい楽しかったです（笑う顔文字）。」〈K高校・高校生F〉（二〇〇四年六月一七日）

「歌うたった時、いっしょに歌ってくれたとき、うれしかった。」〈K高校・高校生G〉（二〇〇四年六月一七日）

「お話をたくさんしてとってもたのしかった。」〈K高校・高校生H〉（二〇〇四年七月八日）

「小学一年生の男（の子）に本をよんであげた。笑ってくれるとうれしかった。」〈K高校・高校生I〉（二〇〇四年七月八日）

「整形病棟の小学一年生に希望ありほんの読み聞かせをしてくださり、ありがとうございました（原文のまま）。（中略）短い時間でしたが、七夕のたんざくに患者さんの願いを書いて貼っていただき、ありがとう。（中略）次回も楽しみに待っていると患者さんの声です。ありがとう。」〈看護師S〉（二〇〇四年七月八日）

注文の多いK会に所属するR氏の色紙配りの活動Rには、その提案から実施に至るまでの道のりには、意外な展開があった。R氏は書道が趣味で、患者に自分が書いた色紙を配りたいと考えた。そしてある日、R氏は二〇枚の色紙を持ち込み、看護師に配布してもらった（二〇〇三年一一月二〇日）これに対して、例によって看護師側の雑用が増えることを嫌ったS看護師長は、直接配布するように、R氏に促した。

「患者さんに手渡していただければうれしく思います。」〈S看護師長〉（二〇〇三年一一月二〇日）

翌年より、早速R氏は直接配布することになった（二〇〇四年一月一六日）。すると、新たな患者とのあいだの対面的ふれあいのなかで、R氏と患者の双方により多くの喜びを見出すことに成功したのである。そのやりとりを見ていた別のボランティアがR氏と患者の相互作用を看護師に伝えようと記述した部分は以下のとおりである。

「Rさんが患者と対話しながら本人の希望に沿って色紙を書いていたが、患者さんはたいへん喜んでいる様子で、今後Rさんの希望通りのボランティア活動が広がっていきそうな気がする。」（二〇〇四年二月一九日）

それに対する看護師側のリプライは、次のとおりである。

「色紙を書いていただく時、患者さんの表情も良くなり、お話をしながら……という試みも良いと思いました。今後ともよろしくお願いします。」〈S看護師長〉（二〇〇四年二月一九日）

「色紙（の項目）：本日は贈呈枚数は少なかったと聞きましたが、次第に軌道にのりはじめたので、Fさんも張切っています。」（二〇〇四年三月一八日）

「書道は、色紙の他に病院祭の展示物の題字も書いていただき、助かりました。」（二〇〇四年六月一七日）

その後、その活動には女性が一名新たに加わり、男女一名ずつになり、活動としてもコンスタントに継続するようになっていった（二〇〇六年六月一九日）。こうしたエピソードは、たとえ組織としては問題を多く抱えたK会のメンバーであっても、そして当初は看護師に『また手間をかけることを思いついて……』と思われながらも、看護側のサポートや励ましにうまく乗るかたちで、上手に展開していった数多くの小さな事例の一つとみなせるかもしれない。

（3）革新的提案の提示と活動展開のプロセス

A病院においては、活動実態は必ずしも量的かつ実質的にもまだ十分とはいえないが、それまで病院にはなかったあらたな試みがいくつか、ボランティア側によって提案され、実行されていた。

その最も顕著な活動は、患者との話し相手等、患者と触れ合うサービスへの領域拡大の要望であった（高校生・T会・K会の一部の行為者）。また、K会のメンバーにより、病院側がこれまで気がつかなかった些細なことへ向けた作業、たとえば車椅子のブレーキ不備や吐物による汚れへの対応やT会メンバーによる外来ロビーの危険箇所の指摘なども事細かにたびたび記述されていた。

一方、当初はなかなか病院に許可されなかったボランティアの新たな活動は、結果的に患者にはどう影響したのか。高校生による対面サービスが展開されるようになると、「患者が元気になった・明るくなった・苦痛がまぎれるようになった・毎夕方『自宅に帰りたい』と言わなくなった・家族を想い出した・故郷や母校を懐かしんだ」などの反応を幾人もの看護師からたびたび聞くようになったとS看護師長は語った。こうした学生たちの些細な活動ですら、患者およびかの女らのやり取りを見守る看護師双方から高く積極的評価を受けている。

また「色紙配り」の活動の展開は、当初看護側に配布のための作業が増えるためによい顔をされなかったため、ボランティアが自分で配るようになったことが幸いし、それまでボランティアが担っていたモノ配りのサービスから対面的なサービスに展開していったことが鍵になっていると解釈できる。更にそこで重要な要素は、それまで看護側からのボランティアに対する評価がマイナスだったものがプラスに変化した点であろう。このことが、こうした活動に共感する、もう一人の習字愛好家の活動を呼び込むこととなった。彼らかの女らの活動は、その後も展開を見せ、病院内において院内の展示物の案内文を書く役を担うようになり、さらに毎年病院内の祭りで看板等を病院側に依頼されるようになっていった。

7　考　察

A病院におけるボランティア活動は、病院側によって理念上、形式的には高く評価され、丁重に扱われている。その一方で、活動人数や活動総量が小さいこともあり、患者に対するサービス提供の即戦力としては期待できない状況も見て取れる。A病院において、もしボランティアを労働力の一部とみなし、戦略的に患者のために活用していこうと画策されていたとするなら、導入の時点において海外の事例では一般的に紹介されるように、十分な教育とトレーニングを事前に行為者に対して施したうえで、より積極的な活動へと導いていく姿勢がみられるはずである。病院側の理念として、良い意味でも悪い意味でも、ボランティアを「労働力として」「活用」しようとする姿勢が見られないことが、ボランティアの活動が必ずしも展開していない事実と結びついているようにも見える。病院側はボランティアとの距離を、もっと縮める必要があるのかもしれない。

同時に病院側のボランティア受け入れの理念として、メローの知見からも示唆されるように、もっと行為者側の視点に立って評価することも必要である。とくにK会については、「K会の構成メンバーである高齢者たちに社会参加の機会を提供している」と考えるならば、病院側にもっと高く評価されても良い。なぜならば、彼らかの女らの活動の一部は、確かに看護師側の労働時間を結果的に引き延ばしているが、患者のための新たな提案をしているケースも一部見受けられるからである。さらに、T会のように、病院側の意向を先取りするかたちで「病院に迷惑をかけない活動」にとどまるありかたは、必ずしも患者にとって必要な新たなサービスを生み出していくというボランティアの存在意義を、十分に高めていくものとはいえない。

8　結　論

動員の初期には、ボランティアが看護師をはじめとする病院スタッフへ与える負担は、無視できないほど大きい。そのため、ボランティアは当初モノづくりや整理、施設の清掃等、病院職員の職務を軽減するような活動が歓迎される傾向にある。その一方で、患者を元気づけるようなボランティアならでこそ発案される活動も、病院スタッフは高く評価する。ただし受け入れる病院側は、ボランティアが活動を提案すればするほど雑務が増えてしまうというジレンマから自由であるというわけではない。準備等、看護師側の負担が増えるボランティアの活動内容は敬遠され、やんわりとその活動が迷惑であることが、病院側の意向としてボランティアに伝えられる。ただし建前上は、ボランティア側をできるだけ支えることを病院長、副院長、事務長とともに看護師側は明言しており、患者のためになる活動内容であるかぎりは受け入れざるを得ない。

そのような当事者間の相互作用のなかで、なかには貴重なボランティアの活動が病院スタッフ側によって再評価される場合もある。再評価につながる合理的判断とは、当初は提案を受け入れ、その活動に許可を与える際に困惑していた病院側も、患者が受ける受益度が高いと判断した場合には、それを積極的にサポートしていく方向に方針を変換させていた。そんな事例が音楽療法や高校生による話し相手の活動、色紙配りの活動であった。病院側スタッフは、ボランティアの行為を再評価し、次第に温かく見守るようになっていた。

行政主導により、当初は組織として人工的に植えつけられ、受動的かつ病院依存的なＫ会も、徐々にではあるが患者や看護部との相互作用を通じて、自立し、自律性を獲得しているようにもみえる。また学生によるボランティアも、意図しない結果として病院に新鮮な空気を生み出している。Ｔ会は病院側と連携する形で、活動範囲を限定した形でコンスタントな働きをして病院側、患者側からの承認と安定した評価を得ている。

この病院における活発な行為者数人による行為の成功事例および広がりをもった活動展開の事例は、行為が病院側に評価されるがゆえに、それ以降より自由に活動内容や頻度を行為者自らがコントロールできるようになってゆく過程としても観察されるし、または逆に自由に患者と接し、真に自らが欲する人的サービスを展開するがゆえに、その行為が後に病院側に評価されるようになったものとも解釈が可能である。組織の活性化も衰退も、あるいはボランティア行為者と病院職員双方の相互作用の結果なのかもしれない。本章においては、活性化する一つの要件として、「自らが欲する行為」を「自らの手によって提案」でき「実行できた」場合に、そうした行為が結果的に患者を満足させ、最終的には病院側の高い評価を得ていくことが確認された。

第3章

組織変容のプロセス

第3章では、ボランティア行為者による上部組織に対するしたたかな戦略が、ボランティア組織の展開と発展に意味をもつことに言及する。組織がおかれた限定的な状況のなかで、行為者が真に欲する行為を実行するために、彼らかの女らが取る戦略の存在にまず注目する。そして、受動的存在といわれてきた日本の病院ボランティア組織においても、行為者自らによる自律的な戦略が一部存在していることを示していく。

1　問題の所在

「ボランティア」とよばれる行為は、既存の社会関係からどれだけ自由なのか。行為者のその行為は、「ボランティア」としての活動の場を与えている様々な社会組織からはどれだけ自律的であり、独立しているのか。

「ボランティア」とよばれる活動にかかわっている人々の行為（以下、「ボランティア行為」とする）は、政治的に操られやすい(7)。行為者の「主体性」という概念も、誘導された結果獲得した「主体」である可能性を排除できず、曖昧である。ではどのように捉えれば、ボランティア行為に意義を見出せるのか。

本書は、国家や行政、企業からの独立性と自律性が必ずしも明確にされない「主体」の概念を捨て(8)、行為者によって反復されるボランティア行為そのものを捉える試みである。

ボランティア行為を、我々はどのように位置づけていくのか。ボランティア行為が様々な場所で持続するということは、それをおこなう人々のなかには何らかの内的な必然性があると考えられる。その一方で現実のボランティア活動のなかで、はたして人々はどのような社会関係を築いているのか。様々な中間集団において、人々がどのように「公共性」の価値を実現させていこうとしているのか、みきわめる必要がある。

一方、ボランティアの理念(9)と現実に存在しているボランティア組織の実体は異なる。ボランティア行為には、新たな人間関係や社会関係を創出していく力があるのか。もしあるとすれば、それはどのようなかたちで創り出されているのか。積極的に新たな関係を創り出そうとしているのは、行政なのか、それとも行為者本人たちなのか。ボランティア組織の構造を明らかにし、それがより上位の組織に対してどれだけ独立したものであり、どれだけ自律的な組織かを判断することには、意義がある。

そのために本章では、組織の継続性と独立性、自律性をみる。

本章ではおもに現実のボランティア行為者がどのような組織を構成しているかを捉え、特定のケースについてではあるが、札幌市におけるS病院のボランティア組織を事例として、組織の独立性と自律性について考察する。

2　独立性・自律性の意味

まず、組織の「独立性」と「自律性」はどのように捉えることができるのか、ふたつの視点を（1）および（2）に示す。さらに（3）では、それらの概念がどのような実体と呼応しているのかを捉えていく。

(1)　独立性とは何か

大枠としては、ボランティア組織の自律性は、国家・行政組織および市場原理からの分離として捉えられる。しかし現実には国家・行政機構のなかで、ボランティア組織ははたしてどれだけ独立的であるのか。Guillermo and Lara（1999）は、一九世紀アメリカの炭鉱コミュニティにおけるボランティアリズムの源泉を、儀礼的秘密結社：フリーメーソンの制度のなかに見出そうとした。[10]

国策として炭鉱産業が大規模に開発され、企業が発展できるような政策が採られる。そうした国家の影響とは別に、炭鉱企業そのものや企業内の労働組合組織、極限の労働条件下で働く労働者の多くによって支持されるフリーメーソンの組織、これらは互いに入れ子(11)のようにお互いに密接にかかわり合いながらも、独立した組織として活動が営まれている。

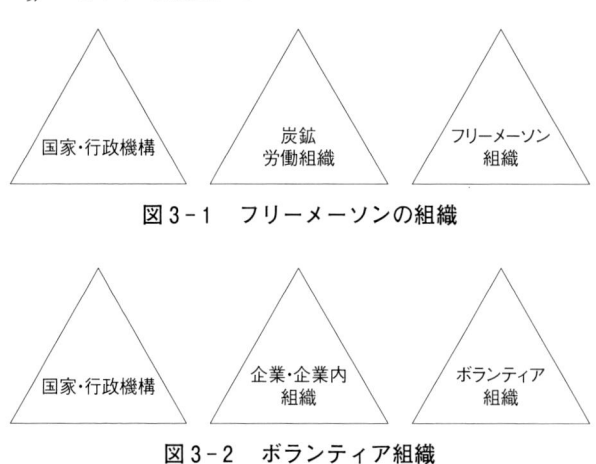

図3－1　フリーメーソンの組織

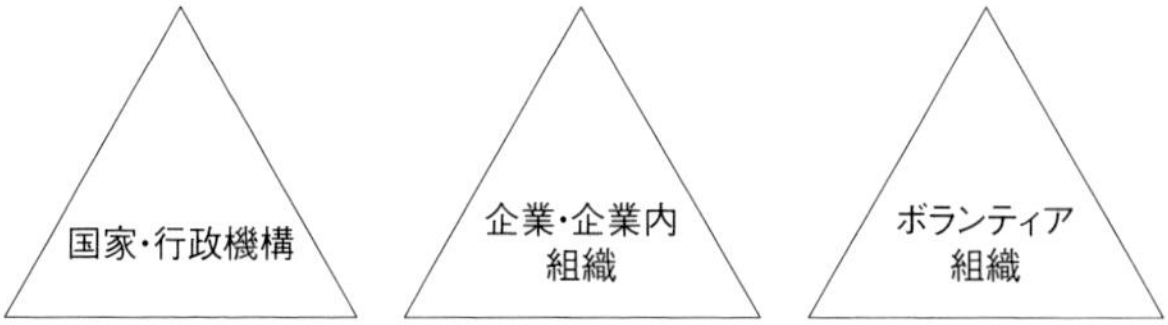

図3－2　ボランティア組織

　仮に、国家・行政機構、炭鉱組織、炭鉱労働組織、フリーメーソンの組織は入れ子のような関係にありながらもそれぞれ独立性を有していると捉えるならば、行政や企業とボランティア組織との関係についても、同様に一定の独立性をもった組織として捉えられる。

　もちろん中世以来西欧世界に根ざして存在した宗教組織ともみなせるフリーメーソンそのものを現在の日本のボランティア組織の一つ一つと直接比較することは有効ではない。しかしある組織のなかに、一まとまりの独立した人間関係と社会関係が存在するという事実、さらに、たとえ秘密結社というようなかたちをとるまでには至ら

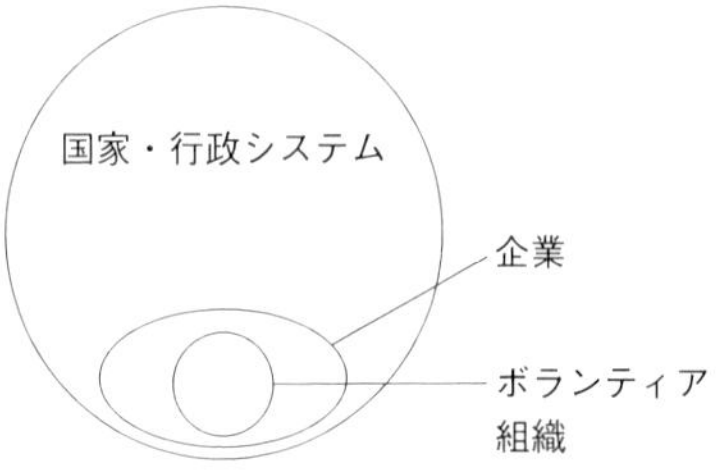

図3－3　完全内包型入れ子モデル

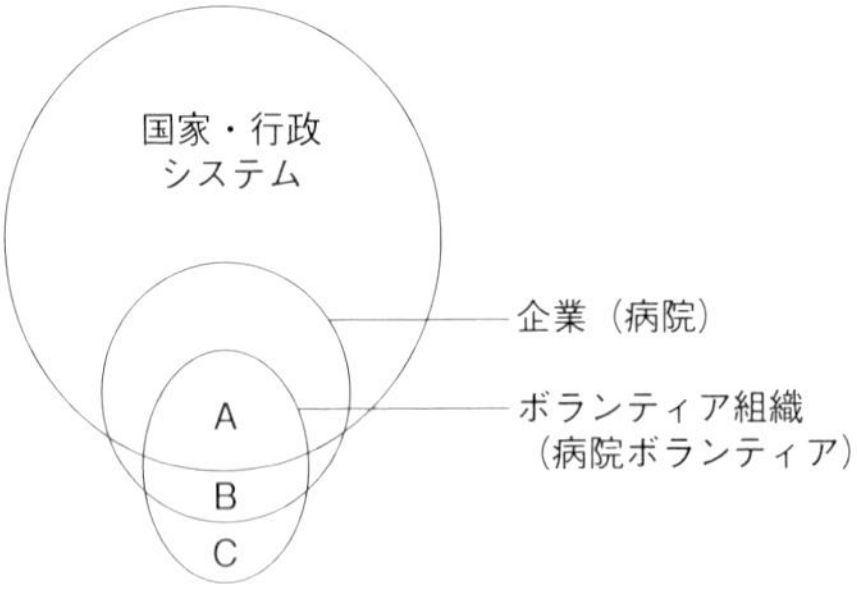

図3－4　はみ出し型入れ子モデル

ないものの潜在的に人と人とを結びつけるような儀礼的行為ないしは共有される価値群が集団内に存在しているという視点は有効である[12]。

本書では、暫定的に国家・行政機構と労働組織、ボランティア組織はそれぞれが独立した組織であるという仮説によって対象を捉え、そのうえで各項の連関や対立をみていく。

一方中野（二〇〇二）の国家および企業組織とボランティア組織の位置づけは、**図3－3**のようにまとめられる。ここでのボランティア組織は、完全な植民地他律型の理念モデルとして位置づけられている。これに対して本書では**図3－1**においてフリーメーソン組織の独立性がとらえられたように、ボランティア組織が**図3－4**のような形で存在していると捉える。

そのうえでボランティア組織を、国家・行政機構と連関するAの部分、企業と連関するBの部分、いずれとも連関しないCの部分のそれぞれを観察していく。Cはつねに BやAと緊張関係にあり、対抗する部分でもある。

（2）自律性とは何か

ボランティア組織が仮に国家・行政とも市場原理ともある一定程度「独立した」営みが可能であるとするなら、「独立性」を可能にさせるような成員間の動的メカニズムを、暫定的に「自律性」と呼ぶことにする。ここで、この「自律性」に結びつくような近接した概念として、ゴッフマンの《社会的オーダ》の概念とパーソンズの《システム》概念がある。二つの概念の間には、ある種の近縁性があるとヴァンカン（Yves Winkin）（1999）は捉える。[13] 様々な《システム》ないしは《社会的オーダ》は、規範を形成し維持するためのトリックともみなせうる。ヴァンカンは行為者が、集団内において「問題となりうる」と予測された行為に対しては、それを［穏便にすますための］方策として working acceptance をもちいることがあると説明する（Winkin, 1999: 88）。たとえば、行為者が自らの信念にもとづいてある確信的な逸脱行為に及ぼうとするとき、その行為が所属する集団に簡単には受け入れられないと予測される場合には、「とりあえず表面的に」規定のルールに従って行為しているかのように印象を操作するということがある。こうした自己行為の装飾は、たんなる保身という側面を超えた集団内の《社会的オーダ》の維持、パーソンズの言葉で言うならば《システム》の維持を目的としていると解釈できる場合もある。

このような視点を援用するならば、図3-4におけるCのBやAに対抗する術として、「違反者が規範を侵し、オーダを混乱させるとき」に、「犠牲者を責めるサンクション」としてヴァンカンの言う「当惑」や「窮状」が存在しており、それらは観察が可能であると考えられる。

「自律性」の概念を、操作可能な下位概念へと暫定的に狭めるためには、対象とする集団の観察すべき外枠を定めることも重要である。「組織」内での形式的な地位や役割関係こそが行為者の行為を規定すると考えられる一方で、形式的には表面化しない非公式のグループの存在やグループ内の人間関係に注目する必要もある。

ここから受け継ぐことのできる知見の一つは、ある組織についてその「自律性」や「独立性」をみようとする際、組織内の形式上の社会関係ないしは地位や役割のみをみていくことには限界があるという点である。

観察すべきものは、集団内部の、あるいは集団をまたいだ個人的な人間関係のパターンを把握し、その持続性とダイナミックスや力関係であるのかもしれない。図3-4におけるCのBやAに対抗する術として、ボランティア組織内の必ずしも表立っては表出しないインフォーマルグループのありかたをみていくことが可能である。

「独立性」と「自律性」の概念の暫定的な定義は、大枠として以上のとおりである。それらの有無を捉えていくため、次に、より具体的な指標について考えていく。

（3）自律性と独立性をみる指標

ボランティア組織の自律性と独立性をみるための指標として、次の三点をとりあげる。

（a）意思決定のプロセス：誰が、どのような意思決定機構ないしは意思決定をおこなう状況を設定しているのか。

（b）支配─被支配関係：意思決定が組織の内部にておこなわれるのか、それとも外部（他の組織の成員）によって支配、ないしは影響を受けることがあるかどうか。意見が対立した場合、その決定に組織の外部からの影響を受けることがあるかどうか。

（c）リーダーの地位：リーダーがその組織内においてどのように位置づけられているのか。またそのリーダーが外部の組織とどのような関係にあるのか。

（a）と（b）は一見同一にみえるが、意思決定の場面や状況がどのように設定されており、場合によっては制度化されているのかというのが（a）であるとするなら、（b）は非制度的な支配＝被支配の力関係を観察することに主眼をおく(14)。

3　方法と対象

本書では、病院ボランティア組織を対象として考察した。その理由は、行為および組織の継続性をみるうえで、対象が継続的なボランティア行為を可能にしている必要があったこと、病院の運営には厚生労働省や地方行政と密接なかかわりがあると同時に、病院は一企業としての側面ももっているという点が本書の主題を捉えるうえで、適していたことによる。

(1) 事例の組織構成と活動の概要

S病院は、一九九五年一〇月の新築移転を機に、自治体病院で北海道では初めてボランティアを導入した。この意向のもと、一九九四年八月には、札幌市の姉妹都市であるアメリカのポートランド市にあるグットサマリタン病院とガイザー医療センターに看護婦を派遣し、病院ボランティアの受け入れ体制や事業内容の検討が進められた。このような経緯を経て、A会は創られた。主な活動内容は、①外来患者案内活動、②入院病棟ふれあい活動（話し相手、本や新聞の代読、紙芝居、図書整理、点滴用病衣作り）、③イベント活動（コンサート、季節の行事、お花・折り紙・ちぎり絵の講習会の実施）、④季刊紙の発行（季刊紙「A会」を年四回発行）、⑤その他（通訳翻訳活動や「院内にお花の香りを」活動など）である。活動中の会員はネームプレートと腕章をつけている。任意にベレー帽の着用もあり、二人に一人くらいの割合でかぶっている。参加資格はとくに要らず、誰でも参加できる。ただし、登録の際には数日間の新人ボランティア研修を受けることが義務づけられている。登録会員数一二一名の内訳は、男性一九名、女性一〇二名である。他に小中学生六名が登録している。年齢階級は一〇代から八〇代まで広がっている。中心は三〇代後半から六〇代にかけての女性である。活動時間および人数の季節変化は四月・九月・一二月に最も多く、約一〇〇名が活動する。それ以外の季節には、約八〇〜九〇名が活動する。総計活動時間は、およそ一〇〇〇時間から一四〇〇時間になる。

（2）役員組織図（図3-5、計二七名）

調査は札幌市にある公立S病院（病床数八一〇）を中心に二〇〇二年四月以降、現在も引き続きおこなっている。事例は、四三カ月にわたる参与観察と面接による聞き取り調査で得られたものである。S病院のボランティア組織は、形式上七部門に分かれており、主要な聞き取りの多くをおこなった二〇〇二年四月の時点では、一二一名の登録者がいた。そのうちの中心的メンバー約二七名により、現在も積極的な活動が続けられている。

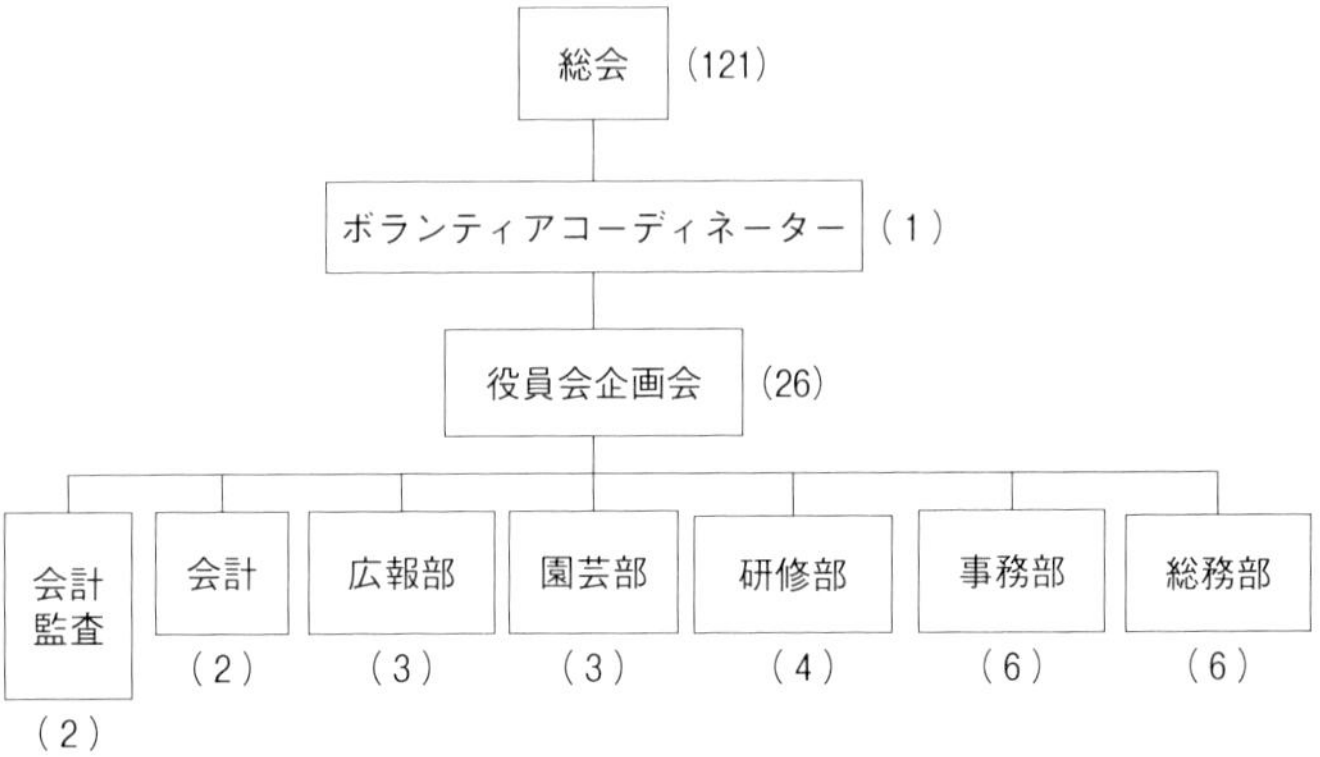

図3－5　A会の組織および役員構成図

注：(　) 内は平成14年4月調査実施当時の役員人数.

（3）第一回病院ボランティア国際フォーラム in Sapporo 2002（IHVF）

九月一二日から一四日の三日間にわたって開催された。S病院のA会が中心になって三年前からその準備を進めてきた。国際フォーラム開催の発案は、後述する事例のボランティア・コーディネーター堀江氏[15]による。テーマは「二一世紀病院ボランティア世界事情――集う・学ぶ・活きる――」。サブタイトル「集まろう、病院ボランティア」。ボランティア推進にかかわる基調講演や、四分科会からなるトークセッションがおこなわれた。

主催は、《第一回病院ボランティア国際フォーラム in Sapporo 2002》実行委員会。顧問：札幌市市長、会長：S病院長、副会長：堀江氏、委員：北海道看護協会会長・札幌国際プラザ専務理事・札幌市保健福祉局長・札幌姉妹都市協会会長・札幌青少年婦人活動協会理事長：塩浦氏[16]（仮名）・札幌市社会福祉協議会長、監事：札幌市財政局長・札幌医師会会長である。

(4) IHVF協力ボランティア活動

フォーラムを準備するために、おもにA会内にて構成された。フォーラム開催までの一年間組織され、四三名の登録者がいる。実行委員会会長はS病院医院長、副会長がボランティア・コーディネーターの堀江氏であった。

4 A会の自律性と独立性

(1) 組織をみる指標

第2節(3)の指標は、次の三つに具体化できる。

(a)意思決定のプロセス:活動内容をきめる会議または状況は、病院組織内におかれているのか、ボランティア組織内におかれているのか。

(b)支配—被支配関係:意思決定が、ボランティア組織の内部にておこなわれるのか、それとも病院側の諸組織によって支配ないしは影響を受けることがあるのかどうか。意見が対立した場合、その決定にボランティア組織の外病院側からの影響を受けることがあるかどうか。

（c）コーディネーターの地位：病院ボランティア・コーディネーターが、その病院のボランティア組織内でどのように位置づけられているか。また、コーディネーターは病院組織とどのような関係や距離を保っているのか。

（2）組織間の上下関係と公的意思決定プロセス

S病院のフォーマルな各部局、組織間の上下関係は、図3-6のように示される。A会における意思決定は、フォーマルには表3-1の場で決定される。ちなみに二〇〇三年五月一二日に開催された《二〇〇三年度第一回ボランティア運営会議》の出席者は以下のとおりであった。

委員長：Y副医院長（医師）、委員：S事務局長（病院事務局）、T管理課長（事務局）、G外来系担当課長（事務局）＝以上三名は札幌市職員、P呼吸科医長（医師）、D看護部長（看護師）、U看護課長、（看護師）、O副看護師長（看護師）

A氏（ボランティア・コーディネーター）、F氏（ボランティア役員）、B氏（ボランティア役員）、J氏（ボ

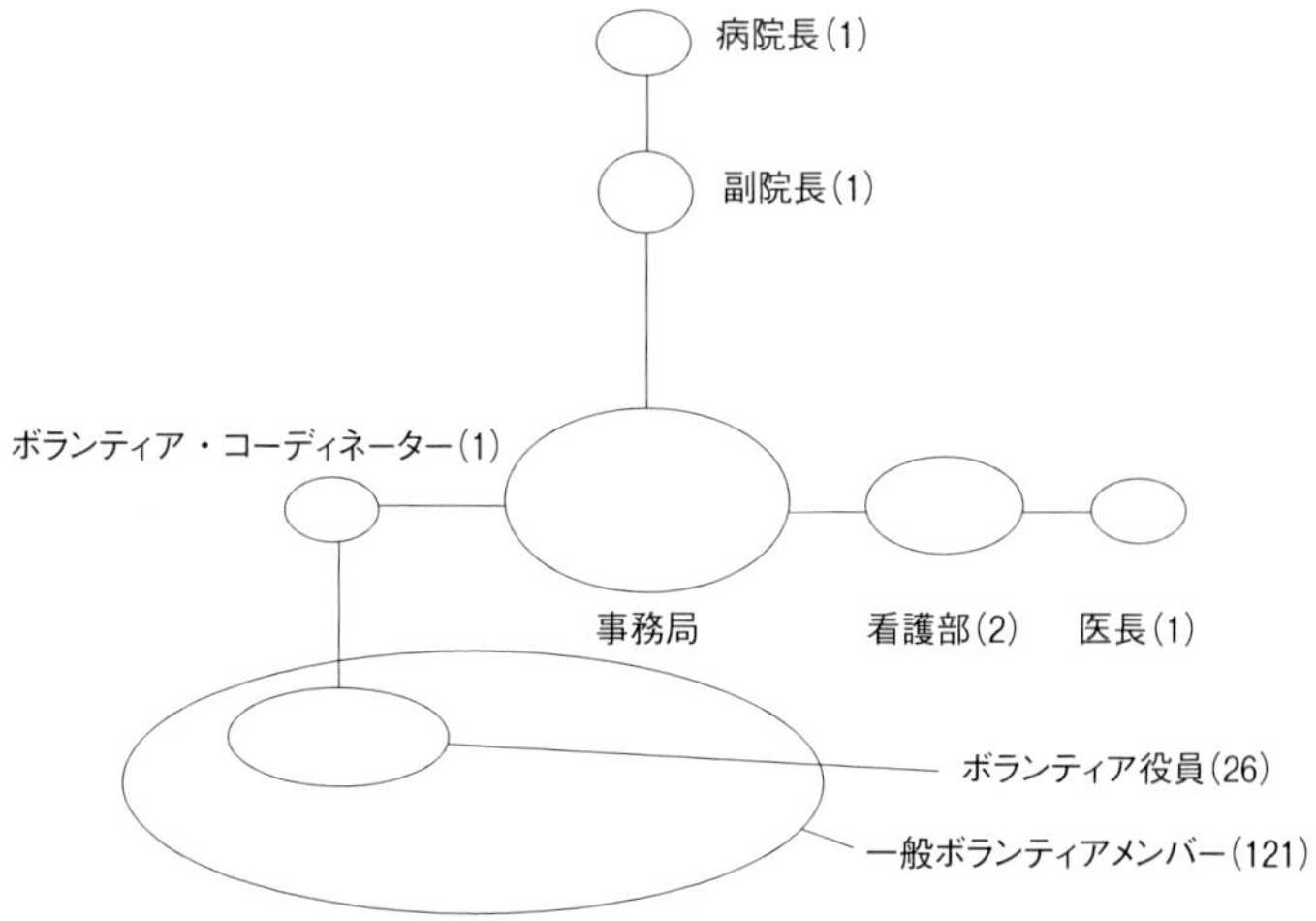

図３－６　Ａ会の活動にかかわるＳ病院各部局の公的上下関係

（上下関係は病院組織内の役職上の地位をあらわす）

ランティア役員）である。

議題は、次の三点が論議された。

（一）二〇〇二年度のボランティア活動報告と今後のスケジュールの報告

（二）ボランティアからの要望三点＝①車椅子の不足への対応、②外国語通訳の人員不足に対する、看護部への応援の要請、③視覚障がい者への対応の不備の指摘（ｉ　玄関チャイムが土曜日曜にスイッチが切られていることの見なおし、ⅱ　院内に絨毯が敷かれているところで白杖が引っかかる問題）

（三）ボランティアへの新人研修に、活動体験を加える必要があること

表3-1　ボランティアがかかわる会議

1）総　　会 年1回，全ボランティア会員と病院側代表者（たいていは病院長と看護部長の2名）が招かれ，病院2階の講堂で3時間ほどおこなわれる．会計報告や昨年度の活動状況がボランティア側の各役員から病院側に報告される．病院側の代表者は前半で退席し，後半はボランティア同士による問題点や来年度以降の活動について話し合われる．
2）役員会企画会議 ボランティア・ルーム内にて，毎月1回4時より1～1時間半をかけて話し合われる．ボランティアのみによる会合である．参加できるのは，その年に役員を勤めている者のみである．毎回およそ7名から13名ほどが参加する．おもに新たに計画するボランティア活動の企画についてと，活動上の問題点について話し合われる．
3）運営会議 病院2階の会議室にて，おもに病院側の各部門の代表者とともに，ボランティア活動上の問題点について話し合われる．ボランティア活動者が病院側に公式に要望を伝えられる唯一の場である．しかし同時に，ボランティア側の企画は，この会議で承認を得ないかぎり実施することが許されない．通常春と秋の年2回開催される．

前述の議題において、（二）-②を除き、すべてに前向きな回答が看護部および事務局からこの会議の場でよせられたことから、ボランティアらの提案は、少なくともこの会議に提示できた議案については、より患者のニーズに沿った形でそのサービスが取り入れられていく様子がみてとれる。

その一方で、会議にはボランティア各部門の役員全員が参加できるわけではないということ[17]、それぞれの部門の管理職を代表するメンバーが集められていることから、この「会議」のありかたそのものは非常に官僚的な色彩が色濃いといえる。こうした「会議」の場をつうじ、A会の活動で「問題」となるべきこと、「活動すべき内容」（後述）は決定されている。形式上ボランティア組織内の役員会議およびボランティア活動にかんする活動内容を決める総会は、それぞれの役職からあらかじめ参加できるかどうかが決定されている。これまで総会に参加するボランティアは、コーディネーターである堀江氏とともにただ同席するか、かの女から発言の指示を受けて具体的な内容を報告する程度の役割を実行するのみである。またこれまではボランティア側からは、堀江氏のみが総会に出席することが多かった。総会において何をボランティア側の要望として提示するかは、それまでの役員会企画会議で話し合われたことをもとに、堀江氏自身が決定している。前回の総会に出席した三名のうち、樋口氏とJ氏については、次のことがわかっている。樋口氏は普段はA会のなかでの活動をほとんどしていないが、役員会企画会議や総会など、重要な意思決定の場面ではかならず登場し、いつも積極的に堀江氏を補佐している。かの女自身は、他の複数のボランティア組織においてコーディネーターを勤めている。堀江氏をいつも陰で支えている。J氏は、定年退職後に病院にかかわるようになった穏やかで活動的な紳士であり、常に堀江氏の提案を前向きに捉え、実行するための手伝いをするという態度をとる人物である。昨年秋に実施された後述のＩＨＶＦでも積極的に実行部隊としてかかわった。四三カ月前最初に調査に入った際に、堀江氏から最初にインタヴュー「すべき」相手として紹介されたのも、このJ氏であった。

5　インフォーマルなボランティア組織内の人間関係

こうした前記の記述にも見え隠れしているように、インフォーマルなボランティア組織内の人間関係、およびボランティア・コーディネーターを取り巻く病院側の組織との人間関係は、次の図3-7のようにまとめられる。

毎月開かれる役員会企画会議に参加できるのは、「役員」である。しかし、必ずしも活動経験の長いボランティアや積極的に活動しているボランティアの多くが「役員」をしているわけではない。役員になるのは、自推、他推により、その意思があれば簡単になれる一方で、特定の部門で活動的な人物が役員になるほかは、ほとんど堀江氏に強く薦められて役員になる。活動的参加者のなかには、堀江氏の運営するボランティア活動のありかたや会の進めかた、運営方針に賛同しないために、役員を降りていく人も多い。A会そのものから遠ざかっていく活動的参加者も少なくない。役員でいる人物は、会の活動方針に賛同している人、とくに何かを主張することのない従順な人が、その役割をはたし続けていられるようにもみえる。

また、複数のボランティアから、役員会のありかたに疑問を感じ、不満があることが語られている。

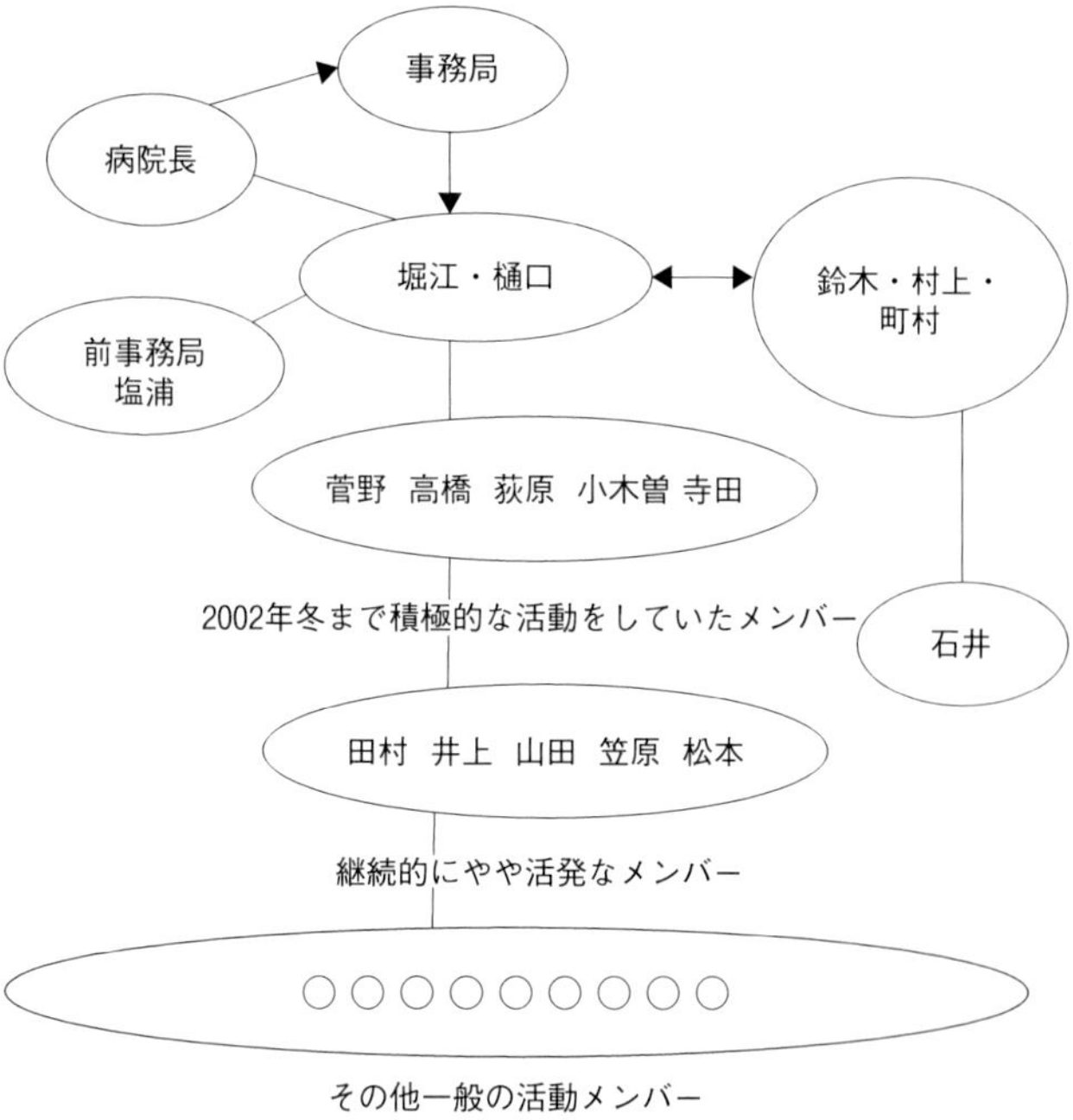

図3－7　A会と病院組織の実際上の関係
および活動的参加者のインフォーマルな人間関係

注：←→は対抗関係を，→は上下関係を，―は友好関係をあらわす．すべての人名は仮名である．

「ぜんぶ企画は、堀江さんがあらかじめ決めたことを、話し合っているだけ。意味がない、みんな言っている。企画会議自体、役員はみんな、堀江さん側の人。」（村上氏）

「ボランティアの仕事を中心的にする人のなかから役員が選ばれていない。ほとんど仕事をしていない人が、こうした会議のときにだけ来ている。病院ボランティアの活動をしている、その広がりのなかから役員になっていない。実際のこと（活動）よりも、デスクプランを多くやっている人が役員になっている。」（鈴木氏）

本村氏も、最初の二年間を役員をしていたが、以下の理由から以降は役員から外れた。しかしその後も活発に活動を続けている。

「行事が多すぎる。イベント中心で会が動かなくなっているのに、その軌道を修正しようとしない。役員をやっていては、本来するべき外来の活動とは両立しない。」

一部の活動的参加者のこうした不満は、これまで必ずしも会の新たな活動指針のなかへと反映されることはなかったようである。では、こうした声が、A会のなかでどこまで、そして病院側のどこまで届いているのだろうか。以下、ボランティア・コーディネーターによる会員の不満への対応の様子を捉えてみることにする。

6　錯綜する社会的オーダ

(1) コーディネーターによる情報の管理と操作

コーディネーターである堀江氏を通じることなく、病院事務局側と意思疎通する道は、構造上困難である。また、例外的にも、その道は堅く閉ざされた構造を維持しているように観察される。活動的なボランティアであった村上氏は、二〇〇二年七月、ＩＨＶＦの準備をしているとき、事務局側から提示された問題にあたっている際、直接二階の事務局に出向いてT事務課長と話したことを、堀江氏からは厳しく否められたという。結果的には、早急に事態に対処でき、その判断も適切であったと村上氏は考えているが、「私を飛び超えて、出て行かないでほしい」と言われた。村上氏はそうしたコーディネーターの対応によって活動が制限されることに不満を抱き、以降役員を降りたという。

村上氏は、年四回発行されるA会の会報誌の編集にも、ボランティアの会設立当初より四年間、第一号から第二〇号まで手がけた。その会報誌の発行の際にも、「ほんとうに会報のなかで表現したいこと」は、必ずしも書けなかったという不満を語った。

「出したいことでも伏せた。表向きに、病院側、病院の外部に出しても良いことだけを記述することが、いつも求められていた。内容は、いつだって職員や外部向けにアレンジされたもの。ほんとうは、ボランティアのための、内部向けの雑誌を作りたかった。機関誌は、外向けのもの。」

かの女はボランティア仲間同士の雰囲気についても、次のように語る。

「嫌なことは、言わない。対立するようなことは、口に出さない、という空気がある。堀江さんにかんすることでも、誰にも言わない。一人で解決する。」

「企画会議でやっていることが見えない。見えないから、人がつながらない。何しているか、見えないから。」

役員ではない一般ボランティアの意見が、何度主張しても病院側に取り上げられないことを、鈴木氏や村上氏は繰り返し憤慨する。その主張の内容は、もっと病院の病棟に入り込んで、患者と深くかかわりたい、話を聞いてあげたい、という希望である。病院側からは、ボランティアらが医療の周辺にかかわることを嫌うためか、S病院では積極的に病棟内でボランティアが活躍する場は与えられていない。

「どうして（私たちの要望が）上に伝わらないのか、まったく（堀江氏は）説明していない。」（村上

氏）

「（病棟内での話し相手など）やりたい人はたくさんいるのに。」（鈴木氏）

車椅子を押したり、病棟の案内をする外来業務だけではなく、入院病棟内でもっと患者と触れ合って、話し相手になりたいという気持ちを抱くボランティアは多い。それができないという理由で、それまでは積極的に活動していた人が、他の病院や施設、他のボランティア活動に移動していったケースは、私がこれまで直接話を聴いた人のなかでもかの女たち以外に三人を確認している。かの女たちはいずれも、非常に積極的な活動をしていた。

(2) 役員会企画会議において構築される社会的オーダ

筆者は観察をはじめて一年半ほど後になって、役員企画会議が、活動的参加者の一部の集まりであり、非常に同質性の高い性格をもっているというように、次第に認識するようになった。ボランティアたちを取り囲む、お菓子をつまみながらの一見ほのぼのとした会議のなかで、最初の一年間、ボランティア組織をある特定の方向で率いていこうとする活動的参加者の側に立って観察していたことに、後から気づかされた。実はそこで話し合っているのは、「役員」として「選ばれ」、または自らそこに「留まりつづけ」ようとするメンバーであり、堀江氏およびその支持者に賛同する人たちであった。

（3）堀江氏と樋口氏によって構築される社会的オーダ

以下は、二〇〇二年七月のＩＨＶＦ準備のための役員会企画会議の様子を筆者が記述した一五カ月前の調査日誌である。会議の発言では、堀江氏があまり全面に出ない形で、比較的積極的な発言をする菅野氏をうまく堀江氏が誘導しながら議題が次々に消化されていった。ここでの樋口氏の役割は、ときおり発言の方向性を適切な方向に軌道修正したり、早急に結論を出そうとする堀江氏と対抗するそぶりをみせながら、表面的には導かれようとしている決定に対する不満の意見を誰よりも積極的に汲み取ろうとするものであった。樋口氏の堀江氏に対するパートナーシップを記述したものである。

堀江氏と同じくらい重要な位置をＡ会において占める樋口氏は、ある意味で堀江氏とは対照的な性格である。それぞれの性格特性に応じて、Ａ会はうまく運営されている。堀江氏がＡ会のメンバーに対し、はっきりとした提案をおこない、方向性を指し示す父親の役割であるとすれば、樋口氏はメンバーの声にならない戸惑いや不満、反対意見をくみとり、表現し、みなを支え、まとめあげる母親の役割を演じている。堀江氏がいつも「表の顔」であるなら、樋口氏は「裏の顔」ともいえる。こうしたそれぞれの役割演技は、二人の当事者にも自覚され、意識的に演じられている。二人は長年の活動経験を共にする親友同士である一方、A会のなかではけっして両者は親しげに振舞うことがない。重要な打ち合わせは、「偶然に」最後まで二人が残るまで持ち越され、二人きりになるとそれまでとはずいぶんと印象の異なった会話が交わされる。それまでは、「みんなを引っ張って行く、強く元気で頼り甲斐のある」堀江氏は疲れをあらわにおとなしくなり、それまでおとなしく、どちらかというと堀江氏と対抗するそぶりすら見せていた樋口氏は、打って変わって親しげで快活に、どうしたらみんなが堀江氏の期待するような動きを「自発的に」見せてくれるのか、堀江氏側に立って議論を始めるといったぐあいである。堀江氏と樋口氏の頭のなかにある構想や理念、実現させたいと思っていることは、ほとんど一致しているように見うけられる。必ずしも活動的ではない参加者や、活動的ではあっても方向性が一致しない意見をまとめあげていくうえで、二人はメンバーの自発性と、より良い方向に活動が向かうよう、パートナーシップを実践しているようにみえる。

こうした参与観察初期（一年目）の筆者のフィールドノーツが捉えていたものとは、今になって分析するなら、**図3-7**にみられるように、堀江氏と樋口氏のパフォーマーとしての役割演技によって、役員企画会議に参加する活動的参加者たち＝オーディエンスらに印象操作をおこなっている様子を記述するものとして、あらためて解釈し直される。こうした、二人のボランティア組織のブレインらの努力によって、一部の活動的参加者にかぎられるものの、彼らかの女らのなかに一定の秩序が形成されていくプロセスをここにみることができる。

(4) ボランティアによる情報管理への対抗

ここでは図3-7の村山氏と鈴木氏が中心になって形成するグループが、堀江氏と樋口氏によって構築されようとする秩序に、何らかの影響を与えていく可能性を記述する。

当時のA会のなかでは、ＩＨＶＦを積極的に進めていくことに賛成するグループと反対するグループとに分かれていたという。前述の筆者の記述にある「堀江氏と樋口氏の頭のなかにある構想や理念」とは、推進賛成派に属するものであり、「メンバーの自発性」と、「より良い方向に活動が向かうよう」という表現は、こうした立場に立つボランティアに限定されたものである。

「行事が多すぎる。イベント中心で、（本来のボランティア業務が）動かなくなる。たいへん。外来と（ＩＨＶＦと）は両立しない。」

「役員会議でも、自分たちの意見は伝わらない。まず（実行は）不可能だと思った。」（鈴木氏）

「伝わらない、というか、言えない。フォーラムから疑問を感じた。これは違う、と思った。話がいつも企画会議のトップばかりに行って、かの女（堀江氏）はいつもこのトップばかりと相談して決めていた。」

「ボランティアのなかから持ちあがって、みんながやろうって言ってやるならいいんだけど……ネットワーク使って、外にばっかり（仕事の発注が）いって。」（村上氏）

こうした何人かの意見は、しばしばまとまりをみせ、それを口にする少数の人間関係を結びつけるフレームにもなっているようにみえた。

7　考察と結論

以上のことから、S病院におけるボランティア組織と事務局の力関係を捉えるための理念的なモデルとして、**図3-8**のAまたはBが想定される。

Aは、フォーマルな制度上の上下関係をまとめたモデルであり、Bは参与観察をつうじて意思決定のありかたは実際には事務局のなかにあり、事務局で決定された結果がボランティア・コーディネーターをつうじ、ボランティア役員そして一般ボランティアへと上位から下へと伝わっていく様子がしばしば観察されている。

ただし、事務局の決定はあくまでも、形式上は「ボランティアらの末端から提起された問題につい

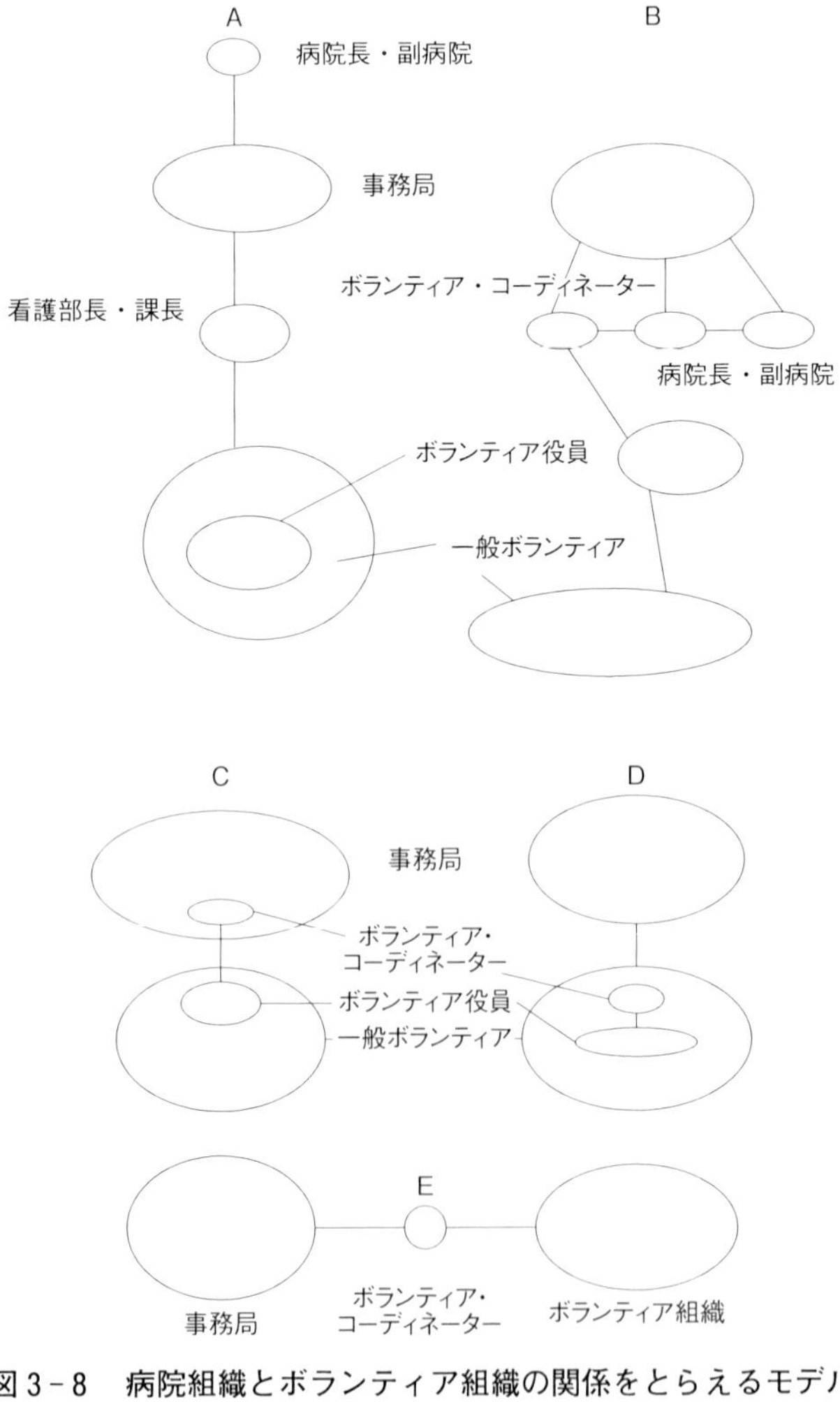

図3－8　病院組織とボランティア組織の関係をとらえるモデル

注：図の上下関係は意志決定における優位性を，○の大きさは人数をあらわす．

て総会で話し合われた結果であり、その彼らかの女らが望む活動内容である」または「解決方法である」という「会議」の制度にそくしている、ということになっている。現実には、ボランティア・コーディネーターである堀江氏が、院長と副院長、場合によっては理解ある看護部長と看護課長の協力やたまたまボランティアへの理解がある呼吸器科の医長の協力を得ながら、活動的な一般ボランティアから湧き上がってくる活動要求を、すこしでも上に揚げる努力をしつつも、活動上の肝心な論点については、事務局の理解と「許可」を得ることなくしては、けっして実現され得ない構造になっている。

また**図3－8**のAにおいては、ボランティア・コーディネーターは、あくまでも病院側である事務局と活動行為者であるボランティアの成員を「上下に」つなぐ蝶番として、理想型として表現されているが、実際には、Bのとおり、重要事項の決定権は事務局にあり、ボランティア・コーディネーターの堀江氏は、逆らうことのできない案件については、そもそも議題に提起しないよう取り計らい、数名のボランティア役員をクッションとして、一般ボランティアの不平や不満が露骨なかたちで病院事務局側と対立しないよう、工夫している様子が、前記の会話記述からもくみとれる。

ここで、コーディネーターのボランティア組織内外における地位について考察する。理論的にはこれまでボランティア・コーディネーターの役割は、**図3－8**のEのように、対等な関係にある二つの組織を蝶番のように繋ぐものとして理解され、両者の意思疎通をスムーズにすることにあるとされる。

しかしながら、これまでみてきたようにS病院におけるボランティア組織は、形式上はA、実質的にはBのように構成されている。そこでBをより簡略なかたちに変形させると、CまたはDのいずれかのモデルが導かれる。簡略化の前提として、病院長および副院長と看護部長らの意向は、A会のコーディネーターの意向にほぼ添ったかたちで形成されるという観察事実をもとにしている。モデルCとモデルDの決定的な違いは、コーディネーターの位置づけである。はたして活動上の諸意思決定について、実質的にコーディネーターはCのように事務局側に置かれているのか、それともDのようにボランティア組織に置かれているのか。モデルCとDの違いは、ボランティアのメンバーにとっては決定的な違いとなっていく。あえて卑近な表現をとるならば、堀江氏ははたしてボランティア行為者の味方なのか、それとも病院組織から送り込まれた監視役なのか。

この疑問を解く手がかりとして、A会内部の複雑な人間関係や対立図式から多少距離を置いて、コーディネーターの堀江氏がおこないつづけている情報コントロールの様子を丁寧にみていく必要がある。第6節「錯綜する社会的オーダ」における描写は、**図3-4**において、円のなかのCがAやBからコントロールを受けながらも、A会内部のインフォーマルグループのなかで working acceptance がおこなわれ、達成困難なボランティアの活動欲求を、可能な範囲内で最大限に実現させようとする様子であった。また事務局によって許容される以上の活動の実現を、堀江氏に抗して一部のメンバーが策略的に企んでいる様子でもあった。具体的には、ボランティア・コーディネーターの堀江氏が、樋口氏とともにおこなう役割演技をつうじて、病院事務局側に対する情報のコントロールをおこなっている様子でもあり、また、急進的な鈴木氏や村上氏が、堀江氏に対して「怒り」と「あきらめ」の感情を抱きつつも、個人的にはいつも堀江氏のもとに寄り添い、なおも病院側の規制には非公式な場面においては必ずしも従うことのないしたたかさをもって対処していた。

図3-4では、意思決定グループの対立図式を描き出すことに力点を置いたために、その対立する意思内容については触れなかった。ここで、その対立内容について言及する。村上＝鈴木の両氏がもとめるものとは、「傾聴」という言葉によってあらわされる、患者とのコミュニケーションを、もっともちたいという願いであった。しかし、彼らかの女らが働くことを許されている病院のロビーや通路ではなく、医療現場である病棟内の談話室等、場合によっては病室に入り込んで、患者との触れ合いたいというボランティアの希望は、理解のある病院長や副院長、またはごく一部の医師を除いては、事務局側に受け入れられることがない。患者とボランティアとの間のトラブルを恐れる事務局は、これまで何年ものあいだ、ボランティアからのこうした要望を受け入れることはなかった。しかし、ボランティアたちを何とか病院の活動に引きつけ、留めようとするコーディネーターの堀江氏は、事務局と有望な活動者である鈴木・村上氏らとが対立する場面が生じないように、両者の情報を巧みにコントロールし、悪役を一手に引き受けているように観察された。

たしかに、理念的モデルをあてはめつつ、制度的な意思決定プロセスのありかたや、ボランティア組織のおかれた活動状況をみるかぎりは、S病院におけるボランティア・コーディネーターは必ずしも活動的一般ボランティアの活動欲求をけっして十分に汲み取っていないと評価される一方で、現実にボランティア組織が置かれている病院機構の一部としての「制限された状況」のなかで、精一杯に多くのボランティア一般の意向を、「病院側に認められる範囲内において」最大限に実現していこうとする工夫がみられる。ボランティア組織の自律性は、病院等、外部組織に対して、対立または問題が生じる前にボランティア集団内部で「エンバラスメント」のサンクションが働くというメカニズムのなかに描写されており、たしかに自律性はわずかながらではあるが存在しているともいえる。

以上、観察された事例からS病院のボランティア組織が自律的なものであり、かつ病院や行政機構からも独立した組織であるといえるかどうかは、全体として評価を加えるために十分な素材を有してはいない。しかしながら、ボランティア組織内の二つのインフォーマルグループの対抗関係や、一方の他方に対する抑制関係のなかに一部自律性をみることができる。

第4章

自律性の復権

本章では病院ボランティアとして活動する行為者に着目し、彼らかの女らの活動が既にある病院内の改善・改革すべき規範に対する真の対抗規範を生み出す力となりうるのかどうかを見極める。観察された「ボランティア」行為は、どの程度自律的であるのか？

調査をおこなった病院ボランティアの事例の多くに共通していたことは、ボランティア組織と病院側スタッフの相互作用のありかたが、ボランティア組織の展開と衰退に深くかかわっているという事実であった。ボランティア組織の存在を認め、展開を許容し、見守る状況を確保できるような制度や関係性が、病院や行政に求められている。

1　問題の所在

「ボランティア」という行為に対して、社会学はどのように位置づけ、評価すべきなのであろうか。

表出的に観察され、語られるようになった「ボランティア」行為は、はたして日本における市民性の高まりと評価してよいのだろうか。アメリカと比較してイタリアなど一部のヨーロッパ諸国や日本では「市民」の志向性（civic orientation）が弱いといわれる（Schofer, 2001）。その一方、政府や地方公共団体などの公的セクターと民間営利企業の私的セクターに拮抗しうる第三のモーメントとして、ボランタリー・セクターが理念として語られはじめた（佐藤、二〇〇二）。ボランティア組織は、日本における市民性の高まりとともに表出した結果であるとして市民社会論の文脈から語られたり、公共性が創出されるプロセスとして解釈されたりもする。はたして「ボランティア」の高揚という概念によって指し示されてきた一群の「事実」や言説は、常に国家権力によってコントロールされてきた結果でしかない（中野、二〇〇一；仁平、二〇〇二）のか。

ここで、理念や概念と実態とを切り離してボランティア組織と行為者のありかたをみる必要がある。現実がどのようになっているかを、まず明らかにすべきである。確かにボランティア組織やＮＰＯ組織は行政によって制度的に強くコントロールされており、組織の成長の度合いは統制の強度と密接な関連がある（Seckinelgin, 2004）。その一方で、行政により医療福祉分野へと、一部のボランティア組織が誘導されてきた事実がある。たとえば断酒会や病院ボランティア組織など、日本の医療福祉分野の自助組織やボランティア組織のいくつかは、その形成に厚生（労働）省や地方行政が強く関与した経緯がある。しかしながら、これらの事実は必ずしもボランティア行為者による能動的側面、すなわち市民社会を形成していく担い手としての可能性を否定するものとはいえない。はたして、現実の日本社会においてボランティア行為者によるアソシエーションは形成されているのであろうか。

本章では事例として病院ボランティアで活動する行為者に着目し、彼らかの女らの活動が病院内の規範に対する真の対抗勢力となりうるのかどうかを見極める。実態としてのアソシエーションが形成されていくプロセスを、一部明らかにする。

ここで議論をもう一度整理する。ボランティア行為者の行為は市民社会における市民性の高まりの反映である、という解釈をおこなうとき、観察者はボランティア行為者の行為が当事者によってなされるものという前提にたっている。また、ボランティア活動は制度化したシステムの補完または改変に作用するという認識も、ボランティア行為者が一市民として社会システムを築きあげていくという視点に立つものといえる。一方、ボランティア行為者は既定の社会システムのなかで権力によりコントロールされる受動的存在でしかないという解釈は、各種のボランティア行為そのものはシステムのなかで創出され、維持され、拡大または縮小していくために、既存のシステムを創り変えていく存在とはなりえないという前提のうえに立つものである。これら二つの異なる前提をあえて単純な図式であらわすなら、「ボランティア」として切り取られ観察される行為について、自律性が行為者個人の側にあるのか、それともより上位の各組織や社会システムの側にあるのかという問いに置き換えられるかもしれない。ここでいう「自律性」とは、諸行為を導く意思決定過程がそこに存在していることとする。電池で動く人形は、電池を埋め込む人間の意図や目的を反映させた動きにとどまっている。同様に操り人形も、舞台を見る観客を楽しませる目的で舞台の上（外側＝外部）から劇場というシステムを完結させる形で操作される存在である。第1章において示したボランティア行為者に内在するハビトゥスの存在とは、論理的かつ実体的な可能性として「自律的」な行為者群が存在している一部の事実を示した。そこで明らかにしたように、ボランティア行為を産み出している根源的なエートスが人々のなかには確かに存在しており、それらの行為はある意味では動員の有無と関係なしに存続しているものと考えられる。しかしながら、観察されるすべてのボランティア行為が真の意味において「自律的」であると評価されるかどうかは、また別の問題である。

そこで、本章における問いを次のようにまとめる。現状において実態として観察される「ボランティア」行為は、どの程度自律的であるのか。本章においては、「自律」性の定義を「意思決定過程がボランティア組織に存在していること」とする。本章においても病院ボランティアを事例として考察をおこなうが、そこでは「自律」の指標を、①メンバーを募集する主体さらには活動のための教育やオリエンテーションをおこなう主体がどこにあるのか、②活動内容の意思決定プロセスがボランティア組織にあるのか、これら二点に着目し考察をおこなった。

2　米国における行政とボランティア組織の関係

社会の仕組みを創り変えていくことの意義を仮にボランティア行為者のなかに見出すとするならば、そのあらたな提案の発案主体はどこにあるのかという問いが表出する。はたして福祉の担い手は誰なのか。ここで、表出するボランティア諸行為の多くは行政による誘導や動員の結果に過ぎないという立場に対して、ボランティア側が発案するサービスのありかたとは、より当事者の視点に近いものであるという研究がある。それは、米国のコミュニティ基金の資金分配に関する合理性を論じたものである。

Guo and Brown（2006）は、コミュニティの資源とニーズを橋渡しするコミュニティ基金の実行能力を議論する。彼らは米国内の一一七のコミュニティ基金について、国家規模の調査を指揮し、分析をおこなった。そこで明らかにされたことは、個々の活動組織が維持される強度と財政上の能力と関連している一方で、草の根的な広く支持を受けている活動が必ずしも安定的に維持されるわけではないことであった。ここで問題となるのは、米国の公的部門の立ち位置である。こうした研究が意図するものは、公的部門がどのようなボランティアやＮＰＯ団体の活動に対して支援をするべきかという知見を提供しようとするものといえるのかもしれない。

米国では六五〇以上の国によるコミュニティ基金が、コミュニティに住む住民の生活の質の向上に中心的な役割をはたしている。その一方で、コミュニティ内で広く集められプールされた基金が、一部の地方のニーズに費やされることへの批判も生まれる。そこで、信認を受ける活動とはどのような活動かということに関心が集まる。真に公的な信認（public trusts）を得た活動であること、そしてコミュニティを改変していく活動体であること community change makers（Hamilton and Brown, 2004）、コミュニティの資源とニーズを橋渡しする独自のポジションを有していること、さらに様々なニーズに応じてコミュニティのなかで変容可能な組織であることなどが基金の承認を受けるうえで重要な基準であると議論されてきた。

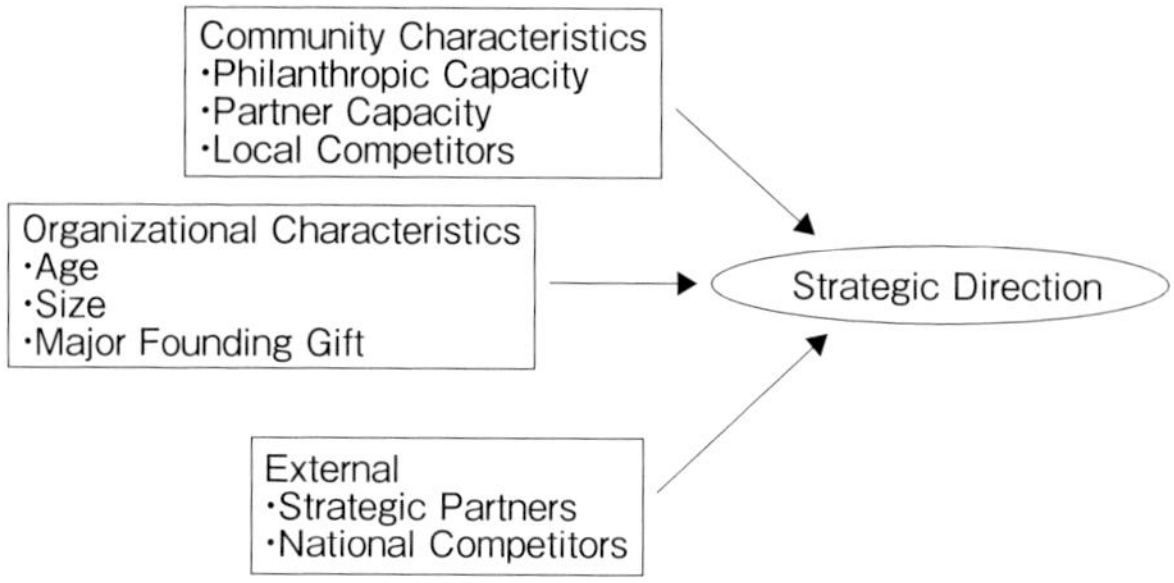

図4－1　組織の戦略的方向性

出所：Graddy and Morgan（2006）より作成.

ここで資金を受けようとするボランティア組織は、様々な戦略的方向性を打ち出すという。Graddy and Morgan（2006）らは、カルフォルニアにおけるコミュニティ基金獲得をめぐる活動組織の戦略的方向性が、組織特性、コミュニティ特性および外部の要因の三者間の力学によって決定されていくプロセスをモデル化し、

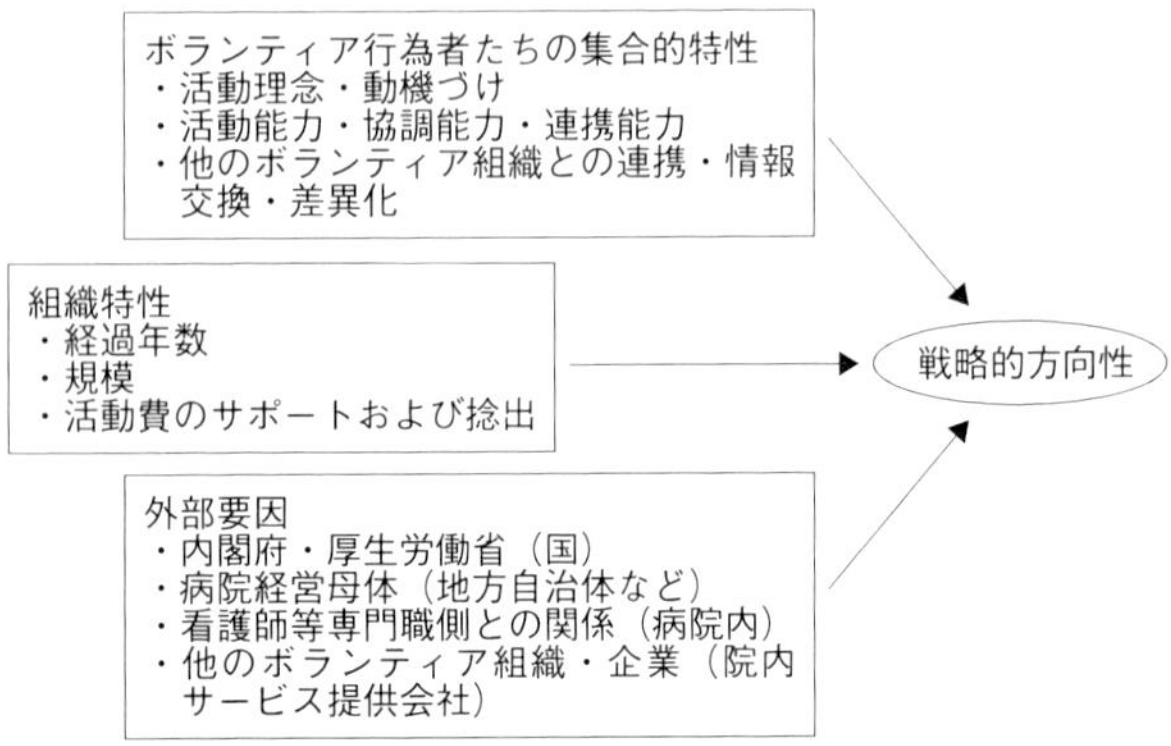

図4－2　病院ボランティア組織の活動戦略

出所：Graddy and Morgan（2006）より作成.

分析をおこなった。

公的資金を獲得しようとする様々な市民団体は、自らの組織特性に加えてサービスを必要としている地域コミュニティのありかた、同様のサービスを提供しえる他の外部組織との関係のなかで活動内容を提案・決定していくことがわかる。こうした仮説を日本における病院ボランティア組織の活動戦略に置き換えるならば、**図4－2**のようになる。

つまり、それぞれの病院ボランティア組織は、自らの組織特性と外部要因とを限定条件としつつ、自らが真に欲する活動欲求を他の同様な活動体をも視野に入れつつ戦略的に打ち立てていくというモデルである。はたしてこのようなモデルが現実に存在しているか否かを以下に見ていく。

表4-1　調査対象地域の人口と産業構造

	総人口	第一次産業就業者数	第二次産業就業者数	第三次産業就業者数
佐久市	100,016人	6,132人	20,336人	25,803人
長野市	378,932人	16,727人	53,426人	129,221人

出所：平成18年調査時現在長野県ＨＰ（http://www.toukei.maff.go.jp/shityoson/index.html）より作成.

表4-2　調査対象地域の人口構成

	農業人口	就業人口に占める農業就業人口の割合	生産年齢人口比	老齢人口比
佐久市	36,136人	18.50%	61.40%	22.60%
長野市	55,962人	7.50%	65.60%	19.00%

出所：表4-1に同じ.

3　方法と対象

調査対象は、二〇〇六年二月二三日から三月九日までの一五日間と二〇〇七年二月八日から二一日までの一四日間に、長野県佐久市における二病院（JA長野厚生連系列のA病院・市立B病院）と長野市における一病院（日本赤十字系列のC病院）において、病院ボランティア組織運営に直接かかわる職員（ボランティア・コーディネーターや医療ソーシャルワーカー、看護師、事務職員、医師）およびボランティア活動に従事する人たちからの聞き取りをおこなった。ボランティア組織の対抗規範はどのように創出されているのかという視点より聞き取りをおこなった。

調査対象地域の特性は、それぞれ**表4-1**および**表4-2**のとおりである。

長野県は一九九〇年以降二〇〇五年まで、五年毎に集計される男性の平均寿命は全国一位（女性も五位以内）である。また高齢者就業率は全国第一位であり、高齢者一人あたり老人医療費は全国で最低でもある。

また、佐久市の特殊性としては中核病院であるA病院を基点に、昭和二〇年代から地域の健康づくり活動である保健補導員制度を整え、住民同士で予防の知識を広めていった経緯がある。

なお調査をおこなった三病院の運営母体と規模を比較すると、**表4-3**のようになる。

表4-3　3病院の比較

	経営母体	病床数
佐久市　A病院	ＪＡ長野厚生連系列	1,190
佐久市　B病院	市立	323
長野市　C病院	日本赤十字系列	814

注：病床数は2006年調査当時の数.

対抗規範が創出されるプロセスを把握するうえで、まず次の点に注意し目を向け観察をおこなった。

①市や病院側が準備した活動の枠内からはみ出ることなく組織に留まり活動し続ける行為者の実像はどのようなものか

②準備されたものとは違った展開で存続し続ける行為者の実像とその活動展開はどのようなものか

③それに対する病院側の評価はどのようなものか。結果としてシステム（医療サービス体系）の書き換えが活動者の行為実績によりわずかでも生じているか。

より具体的には、次の点についても重点的に聞き取りをおこなった。

①ボランティア組織結成の時期と導入されるのに至った経緯
②病院内におけるボランティア組織のフォーマルな位置づけ
③組織運営上重要なポジションにいる人がボランティア組織や行為者に対してどのような認識をもっているのか
④活動的行為者の実像およびかの女らの組織や病院に対する影響力

4　結　果

ボランティア組織の比較は、次の**表4－4**のようにまとめられる。

コーディネーターの地位の違いは**表4－5**のとおりである。

ボランティア組織導入の契機をみると、病院の存続のため、仕方なくボランティアを入れたという事実は、病院AとBの両方に共通している。

表4－4　病院ボランティア組織の比較

	病院ボランティア団体数	登録者総数	活動的参加者数
A	1	約30名弱	約10名強
B	常時1 ＋ 月1回 ＋ ※	36名（＝＊17名＋19名）	＊6名 ＋ 12名
C	常時12 ＋ 月1回開催37	64名（常時のみ）	不明 （多い）

注：※＝毎年夏に学生を受け入れる（高校3＋短大1）（2005年の通算記録の場合では15名）.

表4－5　コーディネーターの地位の違い

	経過年数	ボランティア・コーディネーターの地位 （いずれも女性）
A	α ＋ 10	医療ソーシャルワーカー（1）および副看護師長（1）が兼務
B	6	地域医療部補佐（管理職看護師）が兼務
C	19	医事課事務職員が兼務

注：経過年数は調査時点での年数である.

まずA病院の組織導入は一九九六年一〇月であり、それ以前にもボランティア組織は存在していたが、この時期に突然院長からのかけ声と共に、組織の人数を大幅に増やすことが提案され、組織の存在が表出化する。なお、北海道における大規模な病院の多くも、ちょうどこの頃一斉にボランティア組織を立ちあげているという事実がある。

こうした経緯は、B病院の組織導入の背景を細かに把握するとき、より具体的にその状況が明らかになる。B病院は、一九九七年に財団法人日本医療機能評価機構から認定証「一般病院種別B」を受けた。その時にボランティア組織がないことを指摘され、改善するように指示されたという。そこで二〇〇〇年にB病院において初めてボランティア組織が立ちあげられた。その後二〇〇三年には評価機構の再審Ver.4の認定がおりた。二〇〇四年に評価機構より、基準を達成している病院として正式な認定（認定第GB12-2号）を受けている。ボランティア・コーディネーターを兼務する地域医療部補佐のI氏は、B病院にボランティア組織を導入した理由は、この日本医療機能評価機構の認定を受けるためであったと、率直に語っている。

5　分　析

ボランティア行為者による何らかの新たな規範が病院内で創出されている様子は、A・B・Cのいずれの病院においても観察された。さらにボランティア行為者らは、病院内にて新たなサービスを生み出し、医療サービスを提供するシステムを変えていく原動力にもなっているケースがみられた（病院A・B・C）。

また、病院側は当初、ボランティアらの労働力を期待するが、ボランティアが定着するのにともない、次第にもくろみとは異なった展開になった（病院B・C）。これは、病院側のボランティアにむけた期待と行為者側の活動欲求のくいちがいが原因であると考えられる。ボランティアが提供することを期待される（する）サービスの内容は、病院側＝経営・管理職側（a事務職員）および専門職側（b医師c看護師）とボランティア組織導入を企画した行政側（d市や社会福祉協議会の職員）、およびボランティア行為者（e行為者）では、それぞれ異なっていると予測できる。

以下、これらのことを事例のなかにみていく。各事例の概要を示すと、次のようになる。

事例1：B病院のK会は、先に記したような経緯により、病院評価機構の認定を受ける目的で病院側が急遽ボランティア組織の実態を形づくるために、元々地域の老人会から移植したものである。K会は看護部からは「お荷物に」なるとまで言われ続け、「あまり患者の役にも立っていない」とも酷評されていた。

事例2：C病院のO会は、七年前、精神科のH医師が言語療法実施の際、独自に複数のボランティアを起用したことに始まる。後にH医師はC病院を退職し開業するが、H医師が不在になった後もこの階の病棟は人数・活動内容の両面できわめて活発な活動が引き続いた。とくに調査時点直前の二〜三年のあいだに活動はより活発になったという。

事例3：A病院のT氏は、A病院におけるボランティア組織が立ちあがる以前から活動していた。十数年前にT氏の個人的な申し出により、例外的にその活動が認められ、活動が続いていた。T氏は精神科のある病棟で、ある女性の世話をしたいと思い立ち、実行に至った。

事例4：B病院の高校生ボランティアは、毎年七月から一二月にかけて、二つの高校と一つの短大から数名ずつの受け入れをおこなっている。これは、ボランティア活動をおこなうクラブに顧問としてかかわる地元の農業高校教諭がB病院に申し出たことから始まった。高校生たちは、病院にとってはまったく役には立たないが、とくに年配の患者への受けが良いという。その理由は病院内の「場が華やぐ」という多くの高齢の患者たちの声から想像がつく。時どきかの女らは看護師側が思いもよらないような突飛な行動に出るが、それがかえって逆に良い意味で患者の落ち込んだ空気を変化させるという。

事例5：B病院では、定期的に音楽療法が実施されている。これは高校の非常勤の音楽教員により、病棟ロビーで月二回実施されるものである。このボランティアの提案と実行が数年前より看護師を動かし、看護師はその活動のための準備まで他の一般ボランティアと共におこなっている。この音楽療法の活動は定期化し、病院内では制度化しつつあり、ある意味では医療行為にまで介入している。その成果もまた、病院ぐるみで評価されている。音楽療法の実施日には、その他の一般ボランティアも総動員し、共に活動している。

これらの事例を検討すると、事例1・4においてはボランティア行為者による新たな医療サービスが創出されている様子がわかる。病院側はボランティアに対して、当初労働力を期待するが、ボランティアが定着するのにともない次第にそうしたもくろみとは異なった展開になる。事例1においては、その後第2章のなかで記述したような色紙配りの活動として、次第に患者からも病院側からも高く評価されるような、患者の気持ちを和ませる貴重な活動へと展開していく。事例4の高校生ボランティアの存在も、当初看護師らがただ「受け入れ」「ケアしなければならない」対象として認識していたのが、次第に高齢の患者達を意外にも元気づけるコメディアンとして作用していると病院スタッフが認めるように変わっていった。

事例2・3・5においては、ボランティア行為者らが病院内にて新たなサービスを生み出し、医療サービスを提供するシステムを変えていく原動力にもなっているケースとして解釈される。とくに事例2・5においては、医療行為へとボランティアたちの活動は一部介入し、そこに不足している余暇やリハビリの機能を補う活動を展開させているとみなせる。

こうしたボランティアが存在することによって、これまで医師や看護師、専門の作業療法師らが、人手不足のために充分に取り組めなかった治療の一端を、時には医師からの指示のもとに、また近年ではボランティアらが自ら講習会等に参加しながら専門的トレーニングを受けたり、資格を取るなどしながら担うようになりつつある。

事例のなかに観察される行為者像は、あえて単純化すると三つの類型にモデル化できる。

Type-a：欲求実現型（価値志向的＝楽しみ・生きがい）行為者
（A病院の病院祭・B病院Kの会）
Type-b：予測不可能な行為者
（B病院の高校生の事例）
Type-c：自分の居場所や社会への所属、生きる意味を求めて他人との接触を期待する行為者
（A病院T氏・B病院M氏）

これらの行為者類型から解釈されることの一つに、組織体間で次に示すような「二重の異質」性が存在するときに、新たな活動を産み出すような規範が形作られるといえる。

①病院の規範――ボランティア組織が準拠する規範
②ボランティア組織が準拠する規範――予期せぬ行為者の規範

病院が示す規範と、そこからずれるボランティア組織内の規範が存在し、そのボランティア組織の規範に対しても、その枠組みを飛び出す行為者が存在する。この、既存の規範から二重にずれた特異な行為者のよりどころとしている第三の規範に対して、病院側の戸惑いや反発、あるいは時には肯定的な評価が下される。特定の行為や活動に対して、同調者や理解者が現われるかもしれないし、そう

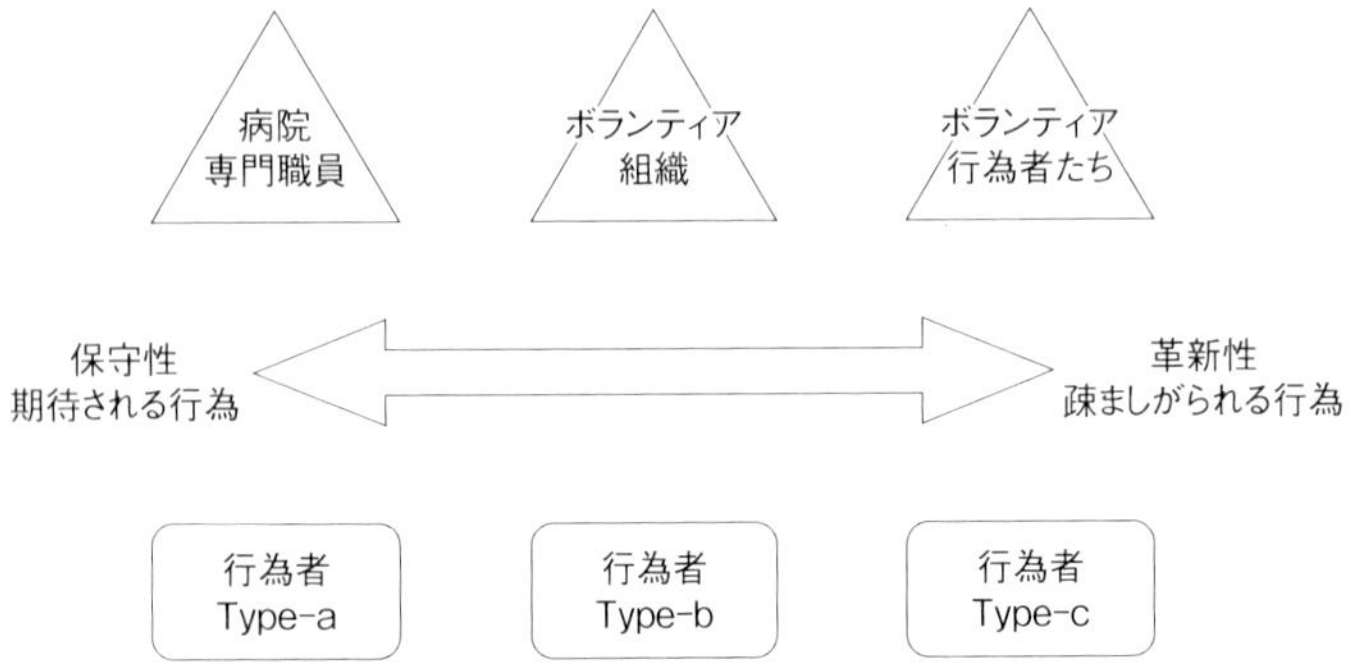

図４－３　行為者類型のモデル化

した思いがけない好評価が、少しずつ新たな規範に対して正当性を付与していくものと推測できる。ここで、ボランティア組織が許す範囲を超えて活動しようとする人々の立ち位置を、単純なモデルで示すなら**図４－３**のようになる。病院が示す規範を基準にして考える時、その規範は便宜的に「保守」的規範と表現し、そこからずれるボランティア組織内の規範は便宜的に「革新」的規範と表現するものとする。

ここで対抗規範の表出と捉えられるものを事例のなかに見出すなら、病院側が提示する諸々の規範とボランティア組織側が提示しようとする諸々の規範の相違は、次のように示すことができる。

Ⅰ　表出的相違

①様々な色合い　対　白

病院が基調としている壁面や病院職員が身にまとう白衣の白色に対し、ボランティアたちは非常に明るい黄色（エプロンにとどまらず、B病院におけるボランティア組織T会のシンボルカラーでもある）[18]の配色を至る所に用いている。なお、T会はその活動を通じて、様々な色を病院内に散りばめていく。その例をあげると、青色の「のれん」を作ってトイレの目隠しとして設置したり、カラフルな花を病棟内の至る所に活けたりしている。また園芸ボランティアの活動は、病院の内外に木々や草花、植木鉢等、緑を印象づけている。またかの女たちが飾り付ける七夕やクリスマスの飾りつけは、その時期らしいカラフルな色を病院のロビーや小児病棟・療養型の病棟にもたらしている。

②プライバシーの尊重　対　効率性・機能性の重視

トイレののれんはそもそも、ボランティアらがトイレの出入り口からトイレのなかが男性用・女性用共にあまりにも丸見えになっていることを指摘し、患者のプライバシーが十分に守られていないという問題意識からのれんの設置を提案し、看護師たちと交渉しつつ最終的に実現させた。しかしながらこのボランティア側と看護師側の交渉は、数日のあいだ活発に議論された様子が日誌のなかに記録されている。その理由は、看護師たちはトイレのなかまで患者の様子が見えたほうが、転倒その他のトイレ内でのトラブルにいち早く気づくことができ、安全であることが述べられた。一方、ボランティアたちはプライバシーへの配慮がもう少しあったほうが良いと語っていた。結局のれんは設置されるが、なかから良く見渡せるよう、非常に高い位置に設置されることになった。これでは、のれんの目隠しとしての役目をはたしていないので、もう少し低い位置に変えても良いか、というボランティア側の更なる打診に対しては、のれんを介した感染を避けるという理由からか、看護師側の了解を得られることはなかった。しかしながら、トイレ入り口の非常に高い位置に、ボランティアの一人による手作りの明るいブルーののれんが掲げられることにより、色としての華やいだ雰囲気だけではなく、安全性確保のためになかが良く見えてしまうことには変わりがないとしても、形だけでもプライバシーを配慮しようとする病院側の暖かな配慮そのものは、こうした高い位置でののれんの設置というボランティア側と看護師側の折衷案の結果から患者にも伝わっているのではないかと思われる。同様にトイレのドアの開閉についても、その一部機能の変更をボランティア側は提案し、より患者たちのプライバシーが配慮される形に変更を実現させた。

③ 楽しみを享受する空間（生活の場）対 医療行為実践の空間（暫定的アサイラム）

いずれの病院のボランティアたちも、毎年四季折々の催し物を、たびたび企画しては実行していた。例をあげると、七夕の会やクリスマスの会、ロビーコンサート、琴の演奏、歌の会、講談、誕生会など、外来のロビーやそれぞれの病棟で、そして時には病院全体を挙げたお祭りを実施したりもする。これらの企画は、自分が一時的に家族や社会生活から離れて病院内で生活をおくらなければいけないことを、必ずしも十分に理解し受け止めることのできない小児や認知症の患者にとっては、重要な催し物である。同じように、病院で最期を迎えようとしている症状の重い患者にとって、あるいは病院がもはや生活の場となってしまっている社会的入院という現実のなかに生きている療養型の病棟に入院している高齢者にとっても、こうしたボランティアたちによる慎ましやかなちょっとした催し物でさえ、大きな心の救いとなっているように見えた。会や祭りの企画そのものから得られる楽しみというよりも、患者たちの多くは、こうした企画を通じて得られるボランティアや看護師との人としてのかかわり、そして時には飛び入り参加をして羽目をはずす医療行為をおこなわない一人の人間としての医師との間のほんの一瞬のかかわりのなかに、生や喜びを感じているようにみえた。

④非医療行為の患者接触にも価値を置くこと　対　医療行為実践への特化・集中

前項の③は患者本人の側に立った場合に、病院を生活の場と位置づけるのか、一義的に治療の場とみなすのかという視点の違いであった。このことをボランティア及び医療従事者側というサービス提供者双方の価値・規範の違いとして捉えるなら、我々は「患者に何を与えるべきか」という価値・規範の違いとしても確認できる。ボランティアたちは当然、自分たちの役割を非医療行為のなかでいかに自分が患者の不安を取り除き、安心して快適にその時間を過ごすように取り計らえるのかという点に集約させている。これに対して看護師の立場は、理念的には care と cure の半々を担うという自らの真の役割を事あるごとに意識しながらも、現実には限られた時間のなかで非常に多くの患者を担当しているために、第一義的に自らが負っている責任を、完全な医療行為の実施に限定して捉えられがちである。そこで、ボランティア側と看護師を中心とする医療従事者側の規範の対立は、非医療行為を含むトータルなホスピタリティ・サービス提供を目指すべきという規範と、医療従事者側に与えられた限られた時間と能力を現実的に判断して、医療行為に限定した合理的かつ効率的なサービスを提供するのが本来の役割であるという規範として、対峙していく。事実、どの病院においても当初ボランティア組織が活動を展開していく過程で、医療行為を担う看護師や事務職員らから「頼むから余計なことを思いついて、我々の仕事を増やさないで欲しい」という悲鳴が上がっている。これは、ボランティア側の活動が病院側に評価されるようになり、市民権を獲得するまでしばらくの間続いていくことが多い。最後まで評価されることのないボランティア組織も多い。

⑤患者主体のサービス提供　対　医療従事者側の能力・便宜・利便を優先させたサービスの提供
（時間の流れを例に）

ボランティアたちの存在は、医療従事者側に流れている急速な時間の感覚を相対化させる意味を持っている。多くの病院においてボランティアが共通して担っている役割の一つとして、外来初診の事務手続きの誘導と各受診科窓口への案内・誘導をあげられる。これらは、高齢者や車椅子で移動する患者、視覚に障がいを持った患者にとっては、戸惑い困難なものである。しかしながら、病院の事務職員や受付や誘導をする窓口担当の看護師は、多くても各科に一人置かれているのが通常であり、とても一人ひとりの患者にゆっくりと対応している余裕はない。しかしながら、ボランティアはその人数の機動力により、ゆっくりと一人ひとりの困難を抱えた患者に丁寧に最後まで対応するのが常である。これは、あくまでも受診する患者が主体であり、患者が求める快適で完全なサービスを病院側は提供することを目指すという原点ともいえる病院の理念を、ボランティア側が病院の専門職側に思い起こさせる。患者の時間の流れに合わせて、医療サービスを提供するのが望ましいという規範をボランティアは病院側に提示しているといえる。

Ⅱ　構造的相違

前項において①から⑤として例示してきたボランティア側と病院側の規範の対峙は、両者が社会的に置かれた構造的な地位の違いに起因していると考えられる。

病院職員は医療行為の一端を担っているのに対し、ボランティア医療行為そのものからは距離を置いた役割を担うものである。看護師・事務職員・各種技師・医師らが皆専門職である一方で、ボランティアは非専門職であり、ボランティア一人ひとりが様々に異なった社会経歴と独自の職業経歴を持っている。病院職員が職業として報酬を得ながら病院で働いているのに対し、ボランティアは労働をしているが無報酬である。また病院職員は職業行為として多くの法的責任を担っている一方で、ボ

表4-6　ボランティアと職員の属性的対称性

	ボランティア	看護師・事務職員・医師
提供するサービスの位置づけ	非医療行為限定	医療行為中心
経済行為	非職業的行為	職業行為
報酬	無償労働	有償労働
職務（活動）に対する市場経済行為としての認識	無 パラダイムの外側	有 パラダイムの内側
患者と結びつく関係性	非専門的かかわり	専門職としてのかかわり
労働時間	パートタイム （相対的に短い）	フルタイム・パートタイム （相対的に長い）
求められる（自覚される）責任	中	大
病院組織及び厚生労働省や地方自治体からの指導・圧力	無 （有としても職員を通じて間接的）	有 （直接的）

ランティアは相対的にその責任は小さい。ボランティアは法的規範よりもむしろ道徳的・倫理的・宗教的規範に依拠して自らの患者や病院に対する責任を自覚することが多い。それは、「私が休むと私を待っている患者さんをがっかりさせてしまうし、他のボランティアさんの負担も増えてしまう。だから、よっぽどのことがないと簡単には休めない」というボランティアの発言に象徴される。さらに、職業行為として病院に勤めている職員は、たとえ病院の経営に直接かかわることがなくても、市場原理のなかで経済的行為の一環として医療サービスを患者に提供しているという視点をどこかで有していると考えられる。それに対してボランティアは必ずしもそうした視点を持っているわけではない。なお、**表4-6**は調査対象についての大まかな類型を示したものであり、必ずしも全

ての属性がきっちりと定まっているわけではない。個々の病院やボランティア組織によって、その属性詳細は異なっている。たとえば、ボランティア・コーディネーターは病院側が管理職の看護師や事務職員に兼任させているケースがある一方で、コーディネーターという専門職員として病院内に常駐して配置され、有給の専門職・常勤職として勤めているケースもあるし、無給のパート・ボランティアとしてボランティア側がボランタリーに選出しているケースもある。

Ⅲ　対抗規範の出現

ボランティア側は、看護師をはじめとする病院側職員に対して、色々な気遣いをしている。自分たちが提案・実施する活動が、ただでさえ人手が足りずに忙しい看護師他の職員の仕事を増やしてしまうことのないよう、常に「迷惑をかけないように」といった配慮をおこなう。病院側職員の「おとなしくしていてほしい」「余計な提案をしないように」といった非言語的なメッセージは、様々な形でボランティア側に伝わる。多くのボランティアたちは、そうしたメッセージをしっかりと受け止めながらも、「患者とは、もっとより深いレベルで接触をしたい」「病棟にどんどん入っていって、お年寄りや子ども達と、もっと積極的にかかわりあいたい」という気持ちは活動を継続的に深めるごとに増していく。

Ⅰで示したように、看護師や事務職員側は、患者対応の迅速性に価値のウエイトを置くが、ボランティアらは患者とのコミュニケーションを重視する。病院職員側が、病院経営の原理原則からは離れることなく、限られた人材と労働時間のなかで真に必要な職務内容を日々選び取っている。確実にこなさなければならない医療行為に対して、職員が割くべき時間を得るためには、嫌でも緊急性のない事態や関係性、サービスを切り捨てることが求められる現実がある。これに対して、ボランティアが指し示す規範とは、患者のニーズに添った形でサービス提供するという原理原則にかなった視点である。また、既存のルーティーン化した業務の遂行に追われる職員に対して、ボランティア側は常に何か新しいサービスを思いついては実現を試みる。それはたとえば、入院患者への対応のみならず、患者の家族へも配慮した対応であったり、予算の関係でバリアフリーが実現されていない車椅子への人的対応であったり、視覚障がい者や言葉の不自由な外国人への対応であったりする。それらの、よりきめ細かなサービスを提案し、その制度化の前提となる規範をボランティア側は病院職員に対して突きつけている。

6　結　論

病院職員側のボランティアに対する期待とボランティア行為者側の活動欲求のくいちがいには、前節で述べたように両者が病院内におかれている構造的なポジションの違いに起因していると考えられ、そのくいちがいそのものに、解釈を加えるべき重要な意味が内在していると解釈できる。「ボランティア」が提供することを期待される（する）サービスの内容は、病院側＝経営・管理職側（a 事務職員）および専門職側（b 医師、c 看護師）とボランティア組織導入を企画した行政側（d 市や社会福祉協議会の職員）、およびボランティア行為者（e 行為者）では、それぞれ異なっていると予測できる。

病院側のボランティア受け入れ段階と活動内容の変化についての仮説をモデル化するとき、**図4-4**のように示せる。

各段階の特徴は、次のとおりである。

Ⅰ　従属期

Ⅰa　看護師がこれまで担当していた労働の下請けをボランティアがする

Ⅰb　ボランティアが病院内で新たな活動需要を創りあげ活動する
＝看護師や事務職員の労働量はボランティアが活動することによって増減がない

Ⅱ　自律期

Ⅱa　ボランティアは患者と深く接触しようとするため専門職側は自分たちの

従属期　　　　　　　　自律期

Ⅰa ………… Ⅰb ………… Ⅱa ………… Ⅱb

（導入初期）――――→（定着後期）

図4－4　ボランティア組織の変容モデル

仕事が増えることや患者との間に生じうるトラブルを警戒する

Ⅱb　ボランティアは制度的な枠組みを越えて医療行為にまで介入しようとするが医師や看護師の深い理解がない限りは実現不能である

なお具体的な行為類型を例示すると以下のとおりである。

Ⅰa　対モノ・サービス提供
ベッドメイキング・オムツカバーづくり・新聞の折りたたみ（汚物包装用）

Ⅰb　病院内外の環境整備
花壇の花作り・院内展示の小物作り

Ⅱa　病棟内での活動展開
病棟や外来ロビーなど病院全体に及ぶ活動の提案と実施

Ⅱb　医療行為への介入・新たなサービスの創出
音楽療法・手術中および手術後の患者家族への対応など

病院ボランティア組織や行為者の「異質性」を捉えると、中高年の女性が主力の非専門的かつ無償労働によるサービスの提供と位置づけられる。この「異質性」こそが、病院の既存の規範や限定的な役割に対して疑問を投げかけ、患者に寄り添った形でオルターナティブな病院のあるべき規範と職員の担うべき役割を提示するきっかけとなっていると考えられる。さらにボランティア組織そのものにとっても、導入当初の病院側の無理解と活動そのものを縮減させようとする構造的圧力に抗してはじめて、自分たちの選び取るべき規範を創りあげ、病院側に提示していく道が開かれているといえる。

第5章

ボランティア展開のために

社会福祉の担い手は誰か。それは当然のことながら公共部門であり、医療や介護等の分野に展開する多様性を有した市場のサービスの担い手であり、同時に市民一人ひとりでもある。公共部門が社会福祉の実現に負う責任の度合いは、市場規模の縮小と急速に進行する少子高齢化にともない増大している。ところが反対にその遂行能力はますます縮減している。市場原理のなかで動く企業や善意や余力に基づく市民によるボランタリーな活動が、真に差し迫った状況のなかでサービスを必要としている人々に対してどこまで十分な福祉を提供できるのか。この問いに対して、本書においてはこれまで希望的観測からは一旦離れ、冷静に現実に展開するボランティア行為をめぐる事実関係を捉えることから考察してきた。残念ながら総合的な現時点においての評価を一言で総括するとするなら、ボランティア組織や行為者らは、自らが欲する行為の実践に際して、その実行プロセスにおいて非常に大きな様々な困難と向かい合っていると言わざるを得ない。しかし、国家・行政と各市民団体・ボランティア団体の相互作用のありかたをもし変えていくことができるとするならば、ボランティア行為者が福祉実践の担い手の確実な一部となる可能性はまだ残されている。ボランティア行為の主体は、あくまでも行為者本人たちである。この自明かつ根本的な原理を、福祉にかかわる行政担当者や研究者はけっして忘れてはならない。ボランティア行為を「掘り起こす」、関係性を「導く」、人々を「水路づける」あるいは「コーディネートする」という行政や研究者による発想は、かえって行為者の行為の多様性、能動性、革新的展開の方向性を阻み、可能性を奪ってきたようにみえる。

本書が解き明かそうと試みたのは、医療・福祉分野への国家によるボランティア動員が与えた影響とその結果であった。現代の日本に展開している様々なボランティア組織のなかで、とくに医療・福祉の分野での活動に注目した際、それらは社会のなかで新たなサービスを生み出す力や、新たなしくみを創りあげていく可能性はほんとうにあるのかというのが、本書のもう一つの問いであった。それにたいする答えは、現在ボランティア行為者たちが置かれた状況のなかでは非常に厳しいという現状を各章において論じた。しかしながら、たとえ現時点における困難な状況とボランティアが動員され続けている実態は、必ずしも行政や市場原理とは異なった第三の力としてのボランティア行為者たちがもっている可能性を否定するものではない。動員された後の、上部組織に対して従属的・受動的な地位にあるボランティア組織の多くは、これまで調査してきた様々なボランティア組織の事例を見るかぎりでは、最終的に力を失い消えていくことが予測される。その一方で、一部のボランティア組織は、動員された当初の存在から次第に姿を変え、より上位の組織によって与えられてきた役割遂行の内容も変化させていく事実は、注目される。ボランティア組織とその上位組織との関係性は、けっして固定的ではない。一握りのボランティア組織は、病院組織や国家の医療・福祉行政に影響をおよぼすだけの対抗的な規範を創出する能力と可能性はたしかに存在しているという事実も、本書に示した。

第1章では、「誰が」医療・福祉分野のボランティア行為のなかへと引き込まれていくかを論じた。議論の目的
ボランティア行為を実践する人は、どのような人々であり、なぜ行為するのかを論じた。議論の目的

は、行為者の行為の内発性・必然性を明らかにすることにより、動員される受動的存在として論じられることもあったボランティア行為者のもう一つの側面を示すことであった。それは、他者の企画や意図に必ずしも影響を受けない、あるいは影響を受けることが不可能な領域が一部の行為者のなかに確実に存在しているという事実でもあった。

本章で示した事例において、一部のボランティア行為は、行為者の内から必然的に導かれていることを確認した。事例をつうじて「活動経験」そのものが、行為を導きだしているというダイナミズムを描き出した。

ボランティア行為の源泉が、デュルケムの流れを汲む normativists たちの主張する「価値や社会規範の推移」あるいは「社会化」の結果にあるのか、それともブルデューのハビトゥスの概念に象徴されるような「活動経験」、「社会参加経験」の結果にあるといえるのかという議論に対する結論とは、「活動経験」、「社会参加経験」の結果として、多くのボランティア行為は紡ぎだされていく、と考えたほうが自然であるという解釈であった。

第1章において、ボランティア行為者の活動経験やライフヒストリーに着目した理由とは、「行為せざるをえない差し迫った衝動」によって「自然に足が向いた」結果、「慣習行動が生成」され、それが観察可能な反復行為として捉えられると解釈したことによる。「活動経験」とは、観察可能な時系列の行為の記録である。さらに、ボランティア行為者がインタビューをつうじて自らの活動経験を振り返りそれを物語化するときには、その語りの一つ一つは、自らの行為への意味づけの一筋ひとすじとして解釈できる。事例のなかでも、ブルデューが明らかにしようとしたような「意味づけの一筋ひとすじ」が、人々のボランティア行為においても同じように体系化されていた。行為者のなかに活動経験が蓄積されていくことが、ボランティア行為の振り子の振幅をより大きなものにしていく可能性があると考えられる。

第2章においては、特定の行為や組織が維持するための条件はどのようなものであるのかを議論した。行為者相互でどのようなフレームが形成され、どのようなプロセスを得てそのフレームが共有されるようになっていくのかを分析した。

作業仮説としては、病院側の意向をより多く汲み取ることに成功した組織が病院組織への適応と病院側の承認を獲得し、相対的にそれを果たせなかった組織が適応に失敗し承認を得られなかったと想定した。A病院におけるボランティア二組織・一グループについて、次の三つの視点から分析をおこなった。

（一）ボランティア組織の組み込み（病院組織に適応したか否か）
（二）ボランティア組織の拡張と衰退（展開にむかったか収束にむかったか）
（三）ボランティア組織による新たな提案の提示（展開後の意義）

ボランティア組織が病院内に適応できるかどうかは、それぞれの組織が病院内に導入された経緯によっても異なってくるが、おおむね病院にボランティア組織が置かれて以降のボランティアと病院職員、とりわけボランティアとかかわりの深い看護師との相互作用によって決まっていくことがわかった。病院を舞台として彼らかの女らが積極的な活動を提案し実行しようとすればするほど、病院内の職員とかかわりを持たざるを得ない。したがって、彼らかの女らが活動を展開するうえで最初のハードルとして、病院職員とくに看護師とのあいだにおいて「良好な関係」を築けるかどうかということがあった。「良好な関係」とは、ここでは「両者が互いの存在を認め合い、その意思を尊重し、「患者のため」という理念の下にそれぞれの立場や役割に基づいた行為を受け入れることのできる関係」というように定義できる。

ボランティアが病院との間で良好な関係が築けるか否かは、病院経営者側および医療従事者側（看護師や医師、事務局等）の期待に応えているか否かともかかわっていた。A病院の場合には、結果的にはおおむね病院側の意向が活動に反映されていた。ただしボランティア側が病院側に要求する活動項目のなかには、ストレートにまた即時には了承されない項目もあった。そこで、聞き取りをおこなった内容およびボランティアが導入された活動初日から二〇〇七年二月現在までの日誌を通じて、どのような活動が病院側に認められていったのか、どのような活動が病院側からは認められなかったのか、認められなかった理由はどのようなものであったのか、その後最終的に提案した活動は実行されたのか、されなかったのかを追跡した。

動員の初期には、ボランティアが看護師をはじめとする病院スタッフへ与える負担は、無視できないほど大きい。そのため、ボランティアは当初モノづくりや整理、施設の清掃等、病院職員の職務を軽減するような活動が歓迎される傾向にあった。その一方で、患者を元気づけるようなボランティアならでこそ発案される活動も、病院スタッフは高く評価していた。ただし受け入れる病院側は、ボランティアが活動を提案すればするほど雑務が増えてしまうというジレンマから自由であるというわけではない。準備等、看護師側の負担が増えるボランティアの活動内容は敬遠され、やんわりとその活動が迷惑であることが、病院側の意向としてボランティアに伝えられていた。ただし建前上は、ボランティア側をできるだけ支えることを病院長、副院長、事務長とともに看護師側は明言しており、患者のためになる活動内容であるかぎりは受け入れざるを得ない。そのような当事者間の相互作用のなかで、なかには貴重なボランティアの活動が病院スタッフ側によって再評価される場合もあった。再評価につながる合理的判断とは、当初は提案を受け入れ、その活動に許可を与える際に困惑していた病院側も、患者が受ける受益度が高いと判断した場合には、それを積極的にサポートしていく方向に方針を変換させていた。そんな事例が音楽療法や高校生による話し相手の活動、色紙配りの活動であった。病院側スタッフは、ボランティアの行為を再評価し、次第に温かく見守るようになっていた。

行政主導により、当初は組織として人工的に植えつけられ、受動的かつ病院依存的なK会も、徐々にではあるが患者や看護部との相互作用をつうじて、自立し、自律性を獲得しているようにもみえる。また学生によるボランティアも、意図しない結果として病院に新鮮な空気を生み出している。T会は病院側と連携する形で、活動範囲を限定した形でコンスタントな働きをして病院側、患者側からの承認と安定した評価を得ている。

活発な行為者数人による行為の成功事例および広がりをもった活動展開の事例は、行為が病院側に評価されるがゆえに、それ以降より自由に活動内容や頻度を行為者自らがコントロールできるようになってゆく過程としても観察されるし、または逆に自由に患者と接し、真に自らが欲する人的サービスを展開するがゆえに、その行為が後に病院側に評価されるようになったものとも解釈が可能である。組織の活性化も衰退も、あるいはボランティア行為者と病院職員双方の相互作用の結果なのかもしれない。第2章においては、活性化する一つの要件として、「自らが欲する行為」を「自らの手によって提案」でき「実行できた」場合に、そうした行為が結果的に患者を満足させ、最終的には病院側の高い評価を得ていくことが確認された。

第3章は、仮に一部のボランティア組織が当初の動員された姿から次第に自らの意思決定手段と行為選択プロセスを手にしていったとみなせる場合、彼らかの女らは、外部の社会に対してどのような影響を与えているのかをみた。ボランティア行為の社会的意味を問い、解釈した。

事例のなかでフォーマルな制度上の上下関係をまとめたモデルでは、事務局で決定された結果がボランティア・コーディネーターをつうじ、ボランティア役員そして一般ボランティアへと上位から下へと伝わっていく様子がしばしば観察された。ただし、事務局の決定はあくまでも、形式上は「ボランティアらの末端から提起された問題について総会で話し合われた結果であり、その彼らかの女らが望む活動内容である」または「解決方法である」という「会議」の制度にそくしている、ということになっていた。現実には、ボランティア・コーディネーターが、院長と副院長、場合によっては理解ある看護部長と看護課長の協力や、たまたまボランティアへの理解がある呼吸器科の医長の協力を得ながら、活動的な一般ボランティアから湧き上がってくる活動要求を、すこしでも上に揚げる努力をしつつも、活動上の肝心な論点については、事務局の理解と「許可」を得ることなくしては、けっして実現され得ない構造になっている。ボランティア・コーディネーターは、あくまでも病院側である事務局と活動行為者であるボランティアの成員を「上下に」つなぐ蝶番として、理想型として表現されているが、実際には重要事項の決定権は事務局にあり、ボランティア・コーディネーターは、逆らうことのできない案件については、そもそも議題に提起しないよう取り計らい、数名のボランティア役員をクッションとして、一般ボランティアの不平や不満が露骨なかたちで病院事務局側と対立しないよう、工夫していた。

コーディネーターのボランティア組織内外における地位について考察するとき、A会内部のインフォーマルグループのなかで working acceptance がなされ、達成困難なボランティアの活動欲求を、可能な範囲内で最大限に実現させようとする様子が観察された。事務局によって許容される以上の活動の実現を、コーディネーターに抗して一部のメンバーが策略的に企んでいる様子でもあった。具体的には、ボランティア・コーディネーターが役割演技をつうじて、病院事務局側に対する情報のコントロールをおこなっている様子でもあった。

第3章においては、意思決定グループの対立図式を描き出すことに力点を置いた。そのために、その対立する意思内容については触れなかった。ここで、その対立内容について言及する。ボランティアたちがもとめるものとは、「傾聴」という言葉によってあらわされる、患者とのコミュニケーションを、もっともちたいという願いであった。しかし、彼らかの女らが働くことを許されている病院のロビーや通路ではなく、医療現場である病棟内の談話室等、場合によっては病室に入り込んで、患者との触れ合いたいというボランティアの希望は、理解のある病院長や副院長、またはごく一部の医師を除いては、事務局側に受け入れられることがない。患者とボランティアとの間のトラブルを恐れる事務局は、これまで何年ものあいだ、ボランティアからのこうした要望を受け入れることはなかった。しかし、ボランティアたちを何とか病院の活動に引きつけ、留めようとするコーディネーターは、事務局と有望な活動者らとが対立する場面が生じないように、両者の情報を巧みにコントロールし、悪役を一手に引き受けているように観察された。

たしかに、理念的モデルをあてはめつつ、制度的な意思決定プロセスのありかたや、ボランティア組織のおかれた活動状況をみるかぎりは、S病院におけるボランティア・コーディネーターは必ずしも活動的一般ボランティアの活動欲求をけっして十分に汲み取っていないと評価される一方で、現実にボランティア組織が置かれている病院機構の一部としての「制限された状況」のなかで、精一杯に多くのボランティア一般の意向を、「病院側に認められる範囲内において」最大限に実現していこうとする工夫が事例のなかで観察されていた。ボランティア組織の自律性は、病院等、外部組織に対して、対立または問題が生じる前にボランティア集団内部で「エンバラスメント」のサンクションが働くというメカニズムのなかに描写されており、たしかに自律性はわずかながらではあるが存在しているともいえる。

観察された事例からS病院のボランティア組織が自律的なものであり、かつ病院や行政機構からも独立した組織であるといえるかどうかは、全体として評価を加えるために十分な素材を有してはいない。しかしながら、ボランティア組織内の二つのインフォーマルグループの対抗関係や、一方の他方に対する抑制関係のなかに一部自律性をみることができる。

第4章では、ボランティア組織の「自律性」について議論した。ここでは意思決定と行為選択にボランティア行為者自らが相対的に自由にかかわれたときに、彼らかの女らは「自律性」をもっていると定義した。すべての組織は、関連する他の組織に対して完全に自律的ではありえない。しかしながら、その相対的な意思決定過程や行為選択過程の自由度は、ボランティア組織の展開と行為者の行為そのものに向けた満足度、最終的には彼らかの女らが影響を与える上部組織や外部組織との相互作用の過程において、重要な意味をもっていることを確認した。

全章をとおしての結論を総括するなら、まずボランティア行為者は動員される受動的存在にすぎないというジャノスキらおよび中野、仁平などの議論に対しては、行為者の様々な能動的側面を事例のなかに見出せることから異議を唱えた。ブルデューのハビトゥスの概念を引き継ぎつつ、ボランティア行為者のなかにもハビトゥスとして解釈可能な確固たる部分が存在していることを事例のなかに見てきた。

本書では、ミュラーが"softer set of factors"へ注目したことを引き継ぎ、行為者の心や主観的要因をも観察と分析の対象と考えた。クランダーマンズが文化へ着目したことも参考として、構造的視点と文化的知識が遂行される道筋、さらには運動と文化の力動的相互関係を見ることを目指した。こうした二人の議論は、日本の病院ボランティア組織の形成と展開を理解するうえで、重要な手がかりとなった。

また、本書はメローの行為者側からの質的研究の重要性を主張したことを支持しつつも、安立によるボランティア動員後の楽観的・希望的展開予測とは異なった解釈を加えた。病院ボランティアとしての介護労働の困難さをどう克服していくかという議論につなげることを目指したものである。事例においては、日本の病院ボランティアの後発性を確認しつつ、行政主導のその展開を応援し見守るべきであるということを述べた。これまでの研究が行政側・病院側の視点からおこなわれてきたことへの問題提起をおこなった。動員の事実と正面から向かい合い、それを問題化し、告発し、対抗規範を創出していこうとするごく一部の行為者の動きこそ病院ボランティアの展開には重要である。

さらにボランティア行為者の上部組織に対するしたたかな戦略が、ボランティア組織の展開と発展に意味をもつという事実についても言及した。ゴッフマン／ヴァンカンがWorking acceptanceという戦略について語ったように、組織がおかれた限定的な状況のなかで行為者が真に欲する行為を実行するうえで取る戦略の存在は注目される。受動的存在といわれてきた日本の病院ボランティア組織においても、そのような戦略が一部存在していることを、事例のなかにみてきた。

調査をおこなったすべての病院ボランティアの事例に共通して見て取れることは、ボランティア組織と病院側スタッフの相互作用のありかたが、ボランティア組織の展開と衰退に深くかかわっているという事実であった。ボランティア行為者間の相互作用が、所属する組織の新たな規範や活動指針を生み出していくプロセスが確かに存在しているようにみえる。病院組織や医療行政の枠組みからはみ出し患者のために真に必要な活動するためには、ボランティア組織独自の対抗規範が創出されていくというステップを必ずどこかで踏み越えていかなければならないようである。そのような状況を可能にできるような制度や関係性が求められている。

注

（1）財団法人日本医療機能評価機構HPより http://www.report.jcqhc.or.jp/index.php（閲覧日二〇一三年一月一一日）

（2）特定非営利活動法人日本病院ボランティア協会HPより http://www.nhva.com/nhva.html（閲覧日二〇一三年一月一一日）

（3）病床数はいずれも二〇〇六年当時の数である。

（4）二〇〇六年および二〇〇七年の調査は、いずれも北海道大学文学研究科人間システム科学専攻が文部科学省から受けた「人間の統合的理解のための教育的拠点」からの援助を受けておこなった。

（5）T会やK会は形式的には組織としての体裁を持っている。名簿や役職の肩書きがあり、年一度の病院側職員とのフォーマルな会合を持っている。一方高校生及び短期大学の学生ボランティアのグループは、それぞれのクラブ活動の一環であり、学校単位で参加しているものである。一シーズン限りの参加の場合もあるが、クラブに属している限りは卒業まで毎シーズン参加する。

（6）「細々とした活動」の例としては、施設の不具合を指摘し、その改善のための細かな提案（業者の手配を求める）をするなど。

(7) 九〇年代以降のボランティア活動やＮＰＯ組織の急激な増加は、必ずしも日本の「市民社会」の成熟をあらわしているわけではない（中野、二〇〇一：仁平、二〇〇二）。むしろ、文部科学省や厚生労働省を中心とした国家による「動員」の結果と解釈されたり（中野、二〇〇一）、「ボランティア活動」という用語にこめられる言説が行政によってコントロールされる側面が指摘されている（仁平、二〇〇二）。

(8) 「主体」が形成される過程でもボランティアへの動員がおこなわれている可能性がある。

(9) 実際には、ボランティアの理想型は、現実のボランティア組織にいる人々の行為を、必ずしも忠実に表現していない可能性もある。本書では、あくまでも理念にこめられた期待と実体を分離して考察をおこなう。

(10) 「フリーメーソンの儀礼は高度にドラマティックであり、痛ましい経験をした人が入信する。これらの儀礼は、成員を堅く結びつける接着剤であり、成員間の友人関係や仲間意識をつくりあげるのに役立ち、コミュニティの意識を、炭鉱に入ったばかりの気の荒い労働者に植えつけるのに役立つ。」(Guillermo and Lara, 1999：220（竹中訳））

(11) 入れ子（nest, nesting）＝ある構造の内部に、別の構造が包含されていること。

(12) キリスト教や仏教といった既成の宗教的規範を制度化した諸集団とは別に、ボランティアの価値を実践する人々の集合体が形成されている可能性は、否定できない。

(13) 「パーソンズにとっての社会は固有の機制機序をもち、オーダ、社会的オーダを維持している。ゴッフマンにとっても相互行為は固有の機制機序（メカニズム）をもち、オーダ、相互行為オーダを維持している。」（Winkin, 1999：88）

（14）　塩原（一九八九）は、組織への動員がおこなわれる特徴を、①外部ネットワークの移入（Oberschall, A., 1973）、②支配構造（Paige, 1975）からの影響、③メンバーの意思決定や行為が支配構造の影響を受ける、というようにまとめている。指標の作成にあたっては、これらの考えを参考にした。

（15）　ボランティア活動者名は、すべて仮名である。

（16）　塩浦氏は、三年前、S病院の事務局長であった。ボランティア・コーディネーター堀江氏が個人的に塩浦氏に、ふと洩らした国際フォーラムのアイディアと構想を塩浦氏が採用し、制度的にもバックアップして実現に至った。

（17）　ボランティア側の人間は、堀江氏ただ一人か、または堀江氏から指名された一人か二人のボランティアしか会議に参加できない。

（18）　T会のTは、黄色い花を意味する名称である。

あとがき

私個人は、たいへん残念なことに、これまで出会ってきた多くのボランティア行為者からは最も遠いところに生きている人間である。他者が感じる喜びよりも、もっぱら自己の刹那的な欲求が最大限にかなえられることこそが、私にとっては重要であり続けたし、利己的利益をいかに増大させることが可能かという判断こそが、これまで私の人生における行為選択の指針であったように思う。

二〇〇四年、私がボランティアの研究を始めてから五年、病院ボランティアの研究に入ってから二年目の冬、それまで実施してきた北海道内での複数のフィールドリサーチと平行して、先進的なボランティア組織を持つ病院の事例との比較をおこなうべく、帰省先の東京にて聖路加国際病院を訪れた。ボランティア・コーディネーターの竹内和泉氏には、その際たいへんお世話になった。私が、竹内氏に連れられて病院内をいろいろ案内してもらいながら移動している時、かの女はたまたま通りがかりのある科の、患者たちで混雑した外来の廊下で二人の高齢の女性と、すれ違いざまに一言二言、何かの言葉を交わしていた。一人は黒っぽいカーディガンを羽織った大柄な女性であった。もう一人はほっそりとした小柄な女性だった。私はその時、ふと幼いころ、母に連れられてよくこの病院に来た日々のことを思い出した。母はしばしば自分の歯科の治療のためにここを通院しており、当時五歳だった私は母が治療を受ける間、いつも二人の看護師さんに代わる代わる遊んでもらっていた。毎回、それもかなり長い時間私の相手をしてくれたという記憶がある。遊んでいる間に、どちらの看護師さんもいつも必ず私を病院内の売店に連れていき、毎回違った種類の飛行機のプラモデルを買ってくれた。三七年も前の、遠い昔の記憶であったが、なぜかその病院内を歩いていると、脳裏に焼き付いていた当時の映像と感覚が鮮明に思い出された。五歳の私は、お二人の名前を知ることはなく、時は過ぎていた。たまたま病院を訪れる前日の夜に母と交わした会話で、明日より数日間、聖路加国際病院に調査に入ること、何十年ぶりかでその病院を訪れることを話し、私が遊んでもらったお二人の看護師さんの名前を、その時母からはじめて聞いた。ボランティア・コーディネーターが病院を案内してくれている間、とくに話すべき話題があるわけでもなく、長くこの病院にて看護師として勤め上げられた風格の竹内氏に、「昔歯科におられた清宮さんと金子さんの仲良しコンビの看護師さんは、今どうしておられますか?」と訪ねた。すると竹内氏は驚いた顔をして、今外来の病棟ですれ違った二人が、そのお二人だと話された。ゆっくり歩いていたが、すでに百メートルほど通り過ぎていた病院の廊下を竹内氏とともに引き戻し、お二人の前に立った。私は、「もうご記憶にはないかと思いますが、昔母が治療を受ける間に、よく遊んでもらった竹中です」と挨拶をした。するとお二人は、感嘆の声をあげながら「あーら、『健ちゃん』なのねぇー」と、なんと私のことを、その頃そう呼ばれていたであろう愛称で呼んだのだ。毎日数多くの患者と接してきたであろうお二人が、三七年も前に接したきりの一患者の家族のファーストネームを今でも記憶しておられたことに、私は驚愕した。何という強靭な記憶力なのだろうと思った。お二人ともすでに、定年で退職されていた。清宮庸子氏は腰の治療でその日整形外科をたまたま受診されていたという。同僚の金子なほ氏は、看護師を退職後、ボランティアとして引き続き病院で活躍されていた。その日は、友人の清宮氏を個人的にサポートなさっている最中だった。各科がワンフロアーにあたるくらいはある大規模な大学病院で、たまたまお二人とすれ違い、たまたま前日にはじめて母から聞いていたお二人の名前を、たまたまその時にお二人のことを知る竹内氏に告げ、三七年ぶりの奇跡的な再会は実現した。実は後日談がある。この病院に調査依頼をした際、個人研究での調査の実施は、聖路加国際病院の事務局から拒否されていた。仕方なく、コーディネーターから簡単な案内だけを受けて帰るところだったのだが、ボランティアをされていた金子氏によるコーディネーター竹内氏への口利きで、その後もずっとこの病院に、インフォーマルな形ではあるが、実質的に過不足なく調査に入ることが許されたのである。その後竹内氏は急速に私に対して打ち解けてくれて、「金子さんの大事な『健ちゃん』なら、仕方がないわねぇ……」と、その後も数日にわたり、調査に必要ないろいろな便宜を図ってくださり、ボランティアメンバーと私とをつないでくれた。五歳で私は清宮さんと金子さんのお二人に病院で遊んでもらい、おもちゃを買ってもらい、当時四一歳で、研究のための調査で病院に入るという私の個人的な欲求と必要とを、再度このお二人によって満たしてもらったのである。再会したその時、かの女たちからしきりに私の母は元気にしているか、ということを聞かれた。おそらく三七年間もの間、二人が私たち親子のことを記憶していたということの裏には、プロフェッショナルな看護師としてのケアにかかわる心性が働いていたのではないかと想像される。当時乳がん治療のため手術により乳房の片側全摘出を受けていた母親が、再発防止のための度重なる放射線照射による副作用でほぼすべての歯を失い、総入れ歯を作成するためにこの病院を定期的に受診していた。私の歳よりも若かったはずの母親が、幼い子供を連れて長時間治療を受けている状況を、当時の二人は親子の将来のことなどを考えつつ不憫に感じながら、私たちを見守り、特別ていねいにケアされていたのかもしれない。

人は、経験から多くのことを学んでいく。私のように歳を重ねても依然として未熟で利己的な人間も、こうした人々との出会いをつうじて、愛を「受け取る」喜びと同じように、人に「何かを」「与える」喜びを、少しずつ学んでいくのであろう。

その数年後、東京で一人暮らしをしていた母親は、介護を必要とするようになった。必要とする介護の度合いも日に日に増し、ここ数年私は仕事と研究の本拠地である北海道と母の暮らす東京との間を毎週往復するようになった。当時私はこの本のもとになる博士論文を執筆していた。しかしそれは数年間にわたって行き詰まっており、苦しんでいた。定職もなく、アルバイトを複数掛け持ちする極貧生活のなかで、私は極度に疲労していた。母の介護がのしかかってきたのは、折りしもそんな時だった。私はすべての時間を徹底して切り詰め、介護に没頭した。介護にかかる以外のすべての時間を、博論に費やした。当初私は、母親の状態をみて、『たいへんなものを引き受けてしまった』と感じた。そしてそれまで暢気に生活していた私は、突然降りかかってきた不運を呪った。

ところが、母の介護にかかわるようになって数年が経過し、東京―札幌間を毎週往復する生活にも慣れると、肉体的な疲労は確かに無視できないものの、研究と介護以外のすべての無駄が切り落とされたその生活に、私は非常に充足感を感じていることに気づいた。それまで私は、母に費やす時間は、それを他に回せばもっと多くの自分のことに費やせる自由な時間となるはずであり、介護は不可避的に重くのしかかってきたコストであると認識していた。介護に多くの時間と労力を奪われる生活は、私の生活の質を低下させ、場合によっては私の限りなく細い将来の道筋さえも、行く道を塞いでしまいかねないリスクとも感じていた。しかし実際には全く逆であることを、私は後に知った。研究のために北海道に移り住んでから十年以上が経過していたが、その間、私は日々をただ忙しく過ごすことはあっても、自分の人生が「充実している」と感じることもなければ、「満たされている」と思うこともほとんどなかった。残念ながら自分が幸福であると認識したことは、この間一度もなかった。ところがここ数年の母の介護に嫌々ながらも巻き込まれてしまった毎日は、実に充実しており、少し大げさな表現を許されるならば、自分が「生きている喜び」を感じることも折々出てきた。これまで四七年間、結婚をすることも、子育てにかかわることもなかった私には、「一人の人間と深くかかわる」

というのは、こういうことなのだと、初めて知った。同時に日々介護にかかわる女性や、子供を産み育てる母親は、なんと深い世界に日々生きているのかということを、改めて思い知った。十数年の間に、病院を通じて出会った多くのインフォーマントたちの会話を、私はボランティア行為の源泉となる貴重なデータとして聞き取り、記録してきた。頭のなかでは、かの女たちの「人と繋がっていたい」であるとか、子供たちが成長して自分の手を離れ、夫も仕事に没頭していて、「誰とも繋がっていない状況に恐怖を感じた」という言葉を理解していたつもりであったが、真にそれが意味している内容に共感を持って理解できたのは、ここ数年の母との関係性をつうじてであった。精神薄弱の弟との関係性こそが自分の対人関係のなかで最も意味を持っていると語る二六歳の女性や、自分の息子を幼くして癌で失った主婦、若くして夫を亡くし、夫とともに飼っていた犬も亡くした女性は、みな、失われた関係性の代わりとなるものを求めていたにちがいない。いてもたってもいられずに、見ず知らずの患者のいる病院に足を運んでいたのである。

貨幣を媒介とする富の蓄積それ自体は、人を幸福にするための手段の一つにすぎない。人はどんなに物質的、経済的に満たされていても、そう簡単に幸せを感じられない。人が幸福であると感じるのは、他者との関係性のなかでしか、ありえないのかもしれない。自分が多少なりとも深くかかわることができる他者が存在していること、その人に自分は必要とされているのだと感じられること、あわよくばその相手から慕われ、その笑顔を見る機会にも恵まれ、さらに運がよければその相手から愛されること、これらのこと以上の幸福というものは、なかなか想定できない。何か与えることのできる相手が、自分の目の前に存在しているということこそが、人に生きる意味と喜びを与えるのかもしれない。ボランティアにかかわる人たちは、それを知っているから行為するのである。私はそれをはじめて、ようやくこの一、二年の間に知った。

最後に、これまで調査にご協力いただいたすべてのかたに、私は深く感謝したい。とくにこうした病院ボランティアの研究の意義を認めてくださり、出版に導いてくださった晃洋書房の井上芳郎氏に、心よりお礼を申し上げる。途中の大幅な構成変更にも対応してくださり、本書は完成することができた。また阪口幸祐氏には、私の未熟な日本語をたいへん丁寧に校正してくださり、仕上げていただいたことを深く感謝している。本書のほのぼのとした素晴らしいカバーデザインを描いてくださったのは北村昭氏で、そのアイディアと心を打つひとこまの描写に心より敬意を表する。そして何よりも、本書を手に取り、ボランティア行為への考察をここまで読み進めてくださった読者の方にこそ、私は感謝する。

二〇一三年一月

竹中　健

初出一覧

二〇一一年三月北海道大学大学院文学研究科に受理された博士論文「ボランティア組織の独立性・自律性と継続可能性の考察」以外に、本書のもとになった既発表論文を左に掲げる。本書をまとめるにあたり、大幅な修正と加筆をした。また、二〇一〇年の論文「病院ボランティア組織の展開可能性」は、北海道社会学会からの平成十八（二〇〇六）年度の研究奨励金に基づいた成果である。

第1章 「ボランティアというハビトゥス――札幌市の病院ボランティアの事例から」『西日本社会学会年報』五号、二〇〇六年

第2章 「病院ボランティア組織の展開可能性」『現代社会学研究』二三号、二〇一〇年

第3章 「従属のなかの自律――病院ボランティアの対抗」『現代社会学研究』一九号、二〇〇六年

《著者紹介》
竹中　健（たけなか　けん）
1965年　東京に生まれる
1999年　東京外国語大学 欧米第一課程ドイツ語専攻卒業
2001年　北海道大学大学院 文学研究科修士課程修了
2011年　北海道大学大学院 文学研究科博士後期課程修了，博士（文学）
2011年～2014年　上智大学 非常勤講師，北海道大学専門研究員
2014年～2017年　広島国際学院大学 情報文化学部 専任講師
2017年～現　在　九州看護福祉大学 看護福祉学部 社会福祉学科 教授
2018年～現　在　九州看護福祉大学大学院 看護福祉学研究科 教授

論文
"Why Would She Act as a Volunteer in a Children's Hospice?: Gazing at an Actor in a Scottish Community, Local Social Relationship"（*Kyusyu Journal of Social Work,* No. 3, 2020）
"Why Japan's Hospital Volunteer Program Has Failed: Civil Society or Mobilization?"（*Bulletin of Hiroshima Kokusai Gakuin University,* vol. 47, 2014）

著書
「政治・社会運動」（櫻井義秀他編『アンビシャス 社会学』北海道大学出版会，2014年）
「なぜスポーツクラブに通うのか――不健康というラベルに抗う人びとの調査から」（井上芳保編『健康不安と過剰医療の時代』長崎出版，2012年）
「マイノリティのアイデンティティと他者」（田村公江・細谷実編『大学生と語る性――インタビューから浮かび上がる現代セクシュアリティ』晃洋書房，2011年）

E-Mail　dotandken@hotmail.com

ボランティアへのまなざし
――病院ボランティア組織の展開可能性――

2013年3月30日　初版第1刷発行
2022年10月15日　初版第7刷発行
＊定価はカバーに表示してあります

著者の了解により検印省略

著　者　竹　中　　健©
発行者　萩　原　淳　平
印刷者　藤　森　英　夫

発行所　株式会社　晃　洋　書　房
〒615-0026　京都市右京区西院北矢掛町7番地
電話　075(312)0788番(代)
振替口座　01040-6-32280

ISBN978-4-7710-2445-8　印刷・製本　亜細亜印刷㈱

索　　引

参考文献

安立清史（2006）『日本の病院ボランティアとコーディネートシステムの発展のための政策提言』厚生労働科学研究（政策科学推進研究事業）報告書.

———・池辺善文・高田史子・平野優（2003）『病院ボランティア・グループに関する全国調査』九州大学大学院人間環境学研究院.

足立重和（1994）「〈語り〉のなかの社会運動」『現代社会理論研究』4:107-118.

———（1995）「フィールドにおける矛盾する語りの解釈について」『現代社会理論研究』5:205-220.

Billings, Dwight (1990) "Religion as opposition: A Gramscian Analysis", *American Journal of Sociology*, 96:1-31.

Bourdieu, Pierre (1979) *La Distinction, Critique Sociale du Jugement*, Editions de Minuit（＝石井洋二郎訳『ディスタンクシオン――社会的判断力批判』，新評論，1989年）.

Conell, Carol and Cohn, Samuel (1995) "Learning from Other People's Actions: Environmental Variation and Diffusion in French Coal Mining Strikes, 1890-1935", *American Journal of Sociology*, 101:366-403.

Daniels, Arlene Kaplan; and others (1975) *The Place of Volunteerism in the Lives of Women: Analysis of Four Types of Volunteer Experience: Community Leaders of Pacific City*; Equality for Women; Pacific Family Planning; Hospital Volunteers at Urban Medical Center, Program on Women.

Desai, Manisha (1996) "Informal Organizations as Agents of Change: Notes from the Contemporary Women's", *India An International Journal*, 1(2):159-173.

Ellington, Stephen (1995) "Understanding the Dialectic of Discourse and Collective Action: Public Debate and Rioting in Antebellum Cincinnati",

American Journal of Sociology, 101:100-144.

Durkheim, Emile (1897) "Le suicide: Etudes de sociologie" (=宮島喬訳『自殺論』中公文庫, 1985年).

Goffman, Erving (1974) *Frame Analysis*, Harper & Row, Publishers.

Graddy, Elizabeth A. and Morgan, Donald, L. (2006) "Community Foundations, Organizational Strategy, and Public Policy", *Nonprofit and Voluntary Sector Quarterly*, 35(4):605-630.

Guillermo de Los Reyes and Lara, Antonio (1999) "Civil Society and Volunteerism: Lodges in Mining Communities", *Annals of the American Academy of Political Social Science*, 565:218-224.

Guo,Chao and Brown, William A. (2006) "Community Foundation Performance: Bridging Community Resources and Needs", *Nonprofit and Voluntary Sector Quarterly*, 35(2):267-287.

濱嶋朗・竹内郁郎・石川昇弘編 (1977)『社会学小辞典［新版］』有斐閣.

Hamilton, R., Parzen, J. and Brown, P. (2004) "Community change makers: The leadership roles of community foundations", *Discussion paper series*, Chapin Hall Center for Children at University of Chicago.

Handy, Femida (2005) "The demand for volunteer labor: a study of hospital Volunteers", *Nonprofit Sector Quarterly*, 34(4):491-510.

Harris, Margaret (1998) "A Special case of voluntary associations? Towards a theory of congregational organization", *The British Journal of Sociology*, 49(4):602-618.

橋爪大三郎 (2000)「公共性とは何か」『社会学評論』50(4):451-463.

姫野敬 (2007)「ボランティアの向こうに患者さんの笑顔が見えているか」『医療』161(4):258-262.

日野原重明 (2001)『生きかた上手』ユーリーグ.

平野優・内村公義 (2005)「病院ボランティア・コーディネーターに関するコミュニティ心理学的考察――支援システムとしての可能性」『地域総研紀要』3(1):65-76.

平山洋介 (1998)「サード・アーム・ハウジング」『都市問題研究』50(12):

50-66.

兵頭紀代美・辻畑博子・石川夕賀子（1998）「看護職とボランティア活動員との協調性を築くには」『院内看護研究発表会集録』山口大学医学部附属病院看護部：16-21.

Ibrahim, A. Nabil (1997) "Implications of Gender Differences on the Motivation to Volunteer in Hospitals", *Journal of Social Service Research*, 22(4):1-19.

稲月正（1994）「ボランティア構造化の要因分析」『社会保障研究』29(4)：334-347.

石川准（1988）「社会運動の戦略的ディレンマ――制度変革と自己変革の狭間で」『社会学評論』39(2)：153-167.

――――（1992）『アイデンティティ・ゲーム』新評論.

今田忠・林雄二郎編（1999）『フィランソロピーの思想――NPO とボランティア』日本経済評論社.

Janoski, Thomas, Musick, March and Wilson, John (1998) "Being Volunteered? The Impact of Social Participation and Pro-Social Attitudes on Volunteering", *Sociological Forum*, 13(3):495-520.

Janosiki, Thomas and Wilson, John (1995) "Pathway to Voluntarism: Family Socialization and Status Transmission Models", *Social Forces*, 74(1): 271-292.

Jo Anne Schneider (2007) "Connections and Disconnectons Between Civic Engagement and Social Capital in Community-Based Nonprofits", *Nonprofit and Voluntary Sector Quarterly*, 36(4):572-597.

金子郁容（1992）『ボランティア――もうひとつの情報社会――』岩波新書.

――――・今井賢一（1988）『ネットワーク組織論』岩波書店.

金子勇（2009）『社会分析――方法と展望』ミネルヴァ書房

Klandermans, Bert, Kriesi, Hanspeter and Tarrow, Sidney (1998) *From Structure to Action: Comparing Social Movement Research Across Cultures*, Greenwich, Conn : JAI Press.

Klandermans, Bert and Johnston, Hank, eds. (1995) *Social Movements and*

Culture, University of Minnesota Press.

Klandermans, Bert (1992) "The Social Construction of Protest and Multiorganizational Fields", in A. Morris and C. M. Mueller eds., *Frontiers in Social Movement Theory*, New Heaven: Yale University Press, 77-103.

Kleidman, Robert (1994) "Volunteer Activism and Professionalism in Social movement Organizations", *Social Problems*, 41(2):257-276.

小林甫 (2003)『変革期における《ライフロング・ラーニング》の社会的意味と社会的役割——その重層的構造の解明と地域社会における教育改革の具体化に向けて——』平成12-14年度の科学研究費補助金基礎研究(A)(1).

小片基 (1975)「酒・依存・断酒：酒害から立ち直ろうとする人々とその家族のために」札幌断酒会.

工藤裕子 (1995)「都市における行政組織機能の変質——行政組織のボランティア機能——」『都市問題研究』47(8):67-81.

栗原彬 (1987)『社会運動と文化形成』東京大学出版会.

Lofland, John (1978) "Becoming a World-Saver Revisited", in J.T.Richardson eds., *Conversion Careers*:10-23.

牧里毎治 (1995)「ボランティア・コーディネーターとビューロー」『都市問題研究』47(8):94-106.

マニュウエル・カステル (1997)『都市とグラスルーツ：都市社会運動の比較文化理論』法政大学出版局.

Matthew E. Archibald (2007) "An Organizational Ecology National Self-Help / Mutual-Aid Organizations", *Nonprofit and Voluntary Sector Quarterly*, 36(4):598-621.

Mayton, Daniel M. and Furnham, Adrian (1994) "Value Underpinnings of Antinuclear Political Activism: A Cross-National Study", *Journal of Social Issues*, 50:117-128.

Mellow, Muriel (2007) "Hospital Volunteers and Carework", *The Canadian Review of Sociology and Anthropology*, 44(4):451-467.

Melucci, Alberto (1989) *Nomads of the Present: Social Movements and*

Individual Needs in Contemporary Society（＝山之内靖・貴堂嘉之・宮崎かすみ訳『現在に生きる遊牧民（ノマド）――新しい公共空間の創出に向けて』岩波書店，1997年）.

見田宗介（1966）『価値意識の理論――欲望と道徳の社会学』弘文堂.

見田宗介・栗原彬・田中義久編（1994）『社会学辞典』弘文堂.

三浦耕吉郎（1995）「環境の定義と規範化の力――奈良県の食肉流通センター建設問題と環境表象の生成」『社会学評論』45（4）:469-485.

森村洋子（2005）「大学病院における園芸ボランティア活動の実態と改善点」『園芸文化』2,138-144.

Mueller, Carol（1994）"Conflict Networks and the Origins of Women's Liberation", in Enrique Larana, Hank Johnston and Joseph Gusfield, eds., *New Social Movement*, Temple University Press, 234-263.

中野敏男（2001）『大塚久雄と丸山眞男――動員，主体，戦争責任』青土社.

仁平典宏（2002）「戦後日本における『ボランティア』言説の転換過程――『人間形成』レトリックと〈主体〉の位置に着目して」『年報社会学論集』15，関東社会学会編:69-81.

野口裕二（1996）『アルコホリズムの社会学』日本評論社.

野宮大志郎（1996）「社会構造システムアプローチ：資源動員論からの脱却」『社会学評論』46（4）:386-401.

――――（2002）『社会運動と文化』ミネルヴァ書房.

尾高邦雄（1953）『産業における人間関係の科学』有斐閣.

Oegema, Dirk and Klandermans, Bert（1994）"Why Social Movement Sympathizers Don't Participate:Erosion and Nonconversion of Support", *American Sociological Review*, 59:703-722.

荻野達史（1998）「離脱と浸透――社会運動のコミュニケーション原理と事例研究」『年報社会学論集』11:119-130.

岡本千秋（1995）「高齢者福祉とボランティア活動――新しい局面の打開――」『都市問題研究』47（4）:88-98.

奥田栄一朗（2007）「園芸療法における問題点と課題」『大阪体育大学保健福祉学部紀要』4:197-210.

奥村隆（2002）「社会を剥ぎ取られた地点」『社会学評論』52(4):486-503.
小沢弘明（1995）『労働者文化と労働運動：ヨーロッパの歴史的経験』木鐸社.
Pichardo, Nelson A., Almanzar, Heather Sullivan-Catlin and Deane, Glenn (1998) "Is the political personal? Everyday behaviors as forms of enviromental movement participation", *An International Journal*.
Pittman, David J. (1967) *Alcoholism*, Harper & Row, Publishers.
Popielarz, A., Pamela, McPherson and Miller, J. (1995) "On the Edge or In Between: Niche Position, Niche Overlap, and the Duration of Voluntary Association Memberships", *American Journal of Sociology*, 101 (3): 698-720.
連合総研（1997）「労働組合とボランティア活動」『労働調査』9:25-45.
坂上順夫（1995）「ボランティア活動支援のためのシビック・トラスト」『都市問題研究』47(8):82-93.
櫻井義秀・稲場圭信編（2009）『社会貢献する宗教』世界思想社
佐藤慶幸編（1988）『女性たちの生活ネットワーク』文真堂.
――――（1989）「オルタナティブ社会の構想――自己組織性とネットワーク」『産業経営』早稲田大学産業経営研究所，14:77-107.
――――（1995）「生活世界と社会運動――ハーバーマスからメルッチへ――」『社会科学討究』40(3).
――――（2002）「ボランタリー・セクターと社会システムの変革」，佐々木毅・金泰昌編『公共哲学７ 中間集団が開く公共性』東京大学出版会.
関礼子（1997）「自然保護運動における「自然」――織田が浜埋め立て反対運動を通して」『社会学評論』47(4):35-47.
Schofer, Fourcade-Gourinchas (2001) "The Structural Contexts of Civic Engagement: Voluntary Association Membership in Comparative Perspective", *American Sociological Review*, 66(6):806-828.
Seckinelgin, Hankan (2004) "Who Can Help People With HIV/AIDS in Africa? Governance of HIV/AIDS and Civil Society", *Voluntas: International Journal of Voluntary and Nonprofit Organizations*:15(3):

287-304.

社会運動論研究会編（1997）『社会運動研究の新動向』成文堂.

清水新二（1998）『酒飲みの社会学』素朴社.

塩原勉（1989）『資源動員と組織戦略』新曜社.

白石弘己・大賀達雄・金子昭夫（2000）「精神病院を中心としたボランティア活動」『病院・地域精神医学』43(3):258-259.

白石克孝（1998）「サードセクター——非営利民間組織をめぐる議論の現状——」『都市問題研究』50(12):27-38.

Snow, David A., Zurcher, Louis A. Jr. and Ekland-Olson, Sheldon（1980）“Social Networks and Social Movements:A Microstructual Approach to Differential Recruitment”, *American Sociological Review*, 45:787-801.

Snow, David A., Rochford E. Jr., Burke, Worden, Steven K. and Benford, Robert D.（1986）“Frame Alignment Processes, Micromobilization, and Movement Participation”, *American Sociological Review* 51(4):464-481.

Sundeen, Richard A.（1990）“Family Life Course Status and Implications for the Single Parent”, *Sociological Perspectives*, 33(4):483-500.

鈴木高文（1998）「特定非営利活動促進法」について」『都市問題研究』50(12):67-79.

Swidler, Ann（1995）“Cultural Power and Social Movements”, in Hank Johnston and Bert Klandermans eds., *Social Movements and Culture*, University of Minnesota Press, 25-40.

田代正美（1993）「企業とボランティア——現状と将来展望」『都市問題』84(10):27-38.

高野和良（1994）「都市地域社会とボランティア活動」『社会保障研究』29(4):348-358.

高松孝幸・大谷洋一・大峯美代子・内田洋一・庄司庸子（2002）「精神ボランティア講座——精神化デイケアにおける町民啓発のための試み」『病院・地域精神医学』45(3):288-289.

立木茂雄編（1997）『ボランティアと市民社会——公共性は市民が紡ぎ出す』晃洋書房.

田辺繁治（1999）「自己統治の技法――北タイのエイズ自助グループ」『上智アジア学』17:119-145.

田中尚輝（1995）「ボランティア・ネットワーク――その経済的意義――」『都市問題研究』47(8):107-119.

富永健一（1995）『行為と社会システムの理論』東京大学出版会.

跡田直澄・山内直人・雨森孝悦・太田美緒・山田武（1994）「非営利セクターの経済分析」『社会保障研究』29(4):332-333.

筒井のり子（1998）「人材インターミディアリとしてのボランティアセンターとコーディネーターの専門性」『都市問題研究』50(12):39-49.

内海すの（1977）「アメリカの一都市における婦人のボランティア活動――その態度と行動」『国民生活研究』17(1):1-14.

Winkin, Yves (1988) *Erving Goffman : les moments et leurs hommes*, Éditions du Seuil & Éditions de Minuit, Traduit en espagnol（=石黒毅訳『アーヴィング・ゴッフマン』せりか書房, 1999年).

Wymer, Walter W. Jr. (1999) "HospitalVolunteers as customers. Understanding their motives, how they differ from other volunteers, and correlates of volunteer intensity", *Journal of Nonprofit & Public Sector Marketing*, 6 (2/3):51-77.

山口瞳（1979）『酒呑みの自己弁護』新潮社.

米原亮三（1996）「米国 コネチカット州 グリニッチ・タウンの地方自治（2・完）――タウン・ミーティングとボランティア活動」『都市問題』87(1):93-105.